显微镜与耳科学

显微外科起源

显微镜与耳科学
显微外科起源

Microscope and Ear
The Origin of Microsurgery

原著
Ugo Fisch
Christoph Mörgeli
Albert Mudry
主审
高志强
北京协和医院
主译
夏寅
首都医科大学附属北京天坛医院
译者
许嘉
首都医科大学附属北京同仁医院

人民卫生出版社

Ugo Fisch, etc: Microscope and Ear: The Origin of Microsurgery.

序

　　Ugo Fisch教授曾担任瑞士苏黎世大学医院耳鼻咽喉头颈外科主任30年（1970—1999），被国际上公认为"现代耳外科奠基人"、"侧颅底外科之父"。创办"Fisch International Microsurgery Foundation"、"Skull Base Surgery"等，对现代耳外科和颅底外科的发展居功至伟。Fisch 教授不但治学严谨、勇于创新，而且竭尽所能、提携后生，致力于为全世界培养耳外科和颅底外科人才，可谓桃李满天下。

　　夏寅医师2007年受"Fisch International Microsurgery Foundation"资助赴瑞士追随Fisch 教授，主攻耳外科和颅底外科。受益于Fisch教授言传身教，回国后热心传播Fisch学术思想、积极应用Fisch外科技术，在Fisch教授指导下开展颅底外科工作，取得良好效果。从2009年开始受聘担任Fisch教授主办的"高级颞骨外科学习班"、"颅底外科学习班"教师，每年7月赴瑞士苏黎世大学协助Fisch教授为世界各地培养耳外科和颅底外科医师。

　　正是由于与Fisch教授的密切联系，夏寅医师期望将其新著 *Microscope and Ear: The Origin of Microsurgery* 尽快介绍到中国，此举得到了Fisch教授大力支持。我有缘阅读了原著，认为该书图文并茂、追根寻源，系统回顾了耳科学的起源、发展历程，阐明了耳科学的发展与科学技术进步的关系。借助于日新月异的科学技术和不断深入的临床实践，现代耳科学才取得长足进步。我非常乐于将此书介绍给国内同行，并相信大家可以从中获益良多，是为序。

中国科学院院士
上海复旦大学

2014年6月

译者前言

本书主编Ugo Fisch教授是世界著名耳科学家，国际颅底外科之父。曾担任瑞士苏黎世大学医院耳鼻咽喉头颈外科主任30年，著作等身、桃李满园，对现代耳外科和颅底外科做出了卓越贡献。

Fisch教授编撰的*Microscope and Ear: The Origin of Microsurgery*史料翔实、考证有据，从公元前耳科疾病的认识、治疗至现代耳科学的诞生、发展，涉及显微镜的发明及临床应用、显微外科的形成、现代神经外科的起源、神经放射科学的发展等。其中，Adam Politzer被公认为是近代耳科学的创始人，他将耳科学发展成为一门独立学科。但严格意义上说，现代耳外科学发端于20世纪50年代：1953年双目手术显微镜（OPMI 1）应用于临床成为耳外科新纪元的起点。伴随着全身麻醉的发展、无菌操作的建立、抗生素的发现应用，显微外科得以成型。Horst Wullstein参与了OPMI 1型显微镜的研制，并提出了五型鼓室成形术分类方法，被称之为鼓室成形术之父；William House超越中耳进行内听道手术，藉此创立了耳神经外科；Mahmut Gazi Yasargil在神经外科领域大力推广并发展显微外科技术；Ugo Fisch继承发展美国先进经验、打破手术禁区、开创多种侧颅底术式；Anton Valavanis锐意创新、发明诸多重要检查介入手段；具有标志性意义的是Fisch、Yasargil和Valavanis联合组织召开了第一届国际颅底显微外科大会并组建了国际颅底协会（1988）。

半个世纪以来现代耳外科和颅底外科为何能取得如此巨大的成就？不言而喻离不开科学技术的进步。CT（1972）、MRI（1982）的发明彻底改变了疾病的诊断方法；Leica显微镜的发明使得外科医生可以方便地实施手术；Bien-Air制造的耳科专用电钻完全取代了传统的凿子锤子；Leonard Malis教授发明的双极电凝解决了术中止血难题；Karl Storz制作的特殊显微器械满足了显微手术的要求；所有这些都得益于第二次世界大战后工业革命的迅猛发展。以史为鉴可知兴衰：本书可以帮助读者了解学科的历史及现状，而各种技术发明和改进的详细介绍，有助于读者了解学科变迁的规律，为学科未来的发展提供借鉴。

感谢中国科学院院士、上海复旦大学王正敏教授百忙之中为此书作序；感谢中华耳鼻咽喉头颈外科学会候任主任委员、北京协和医院高志强教授拨冗审校译稿；感谢北京同仁医院许嘉博士热心参与翻译工作。恪于本人认识水平、理解能力，译稿中恐不乏词不达意之处，恳请方家指正。

夏寅

2014年6月于北京

原著前言

自古以来，耳部疾病、外伤、功能障碍、畸形等严重影响人们日常生活。临床医生及研究人员竭尽所能，希望能解除人们的痛苦。以往关注的重点与现代一样，涉及耳廓、外耳道、中耳、内耳、中枢神经通路以及颅底。全部或部分听觉功能丧失可能导致患者与主流社会隔绝。

本书阐述了从古代到中世纪直到现代的耳部疾病外科治疗的发展历程。早期的诊断和治疗操作仅限于利用最简单的光学设备取出外耳道异物。启蒙运动后，聪明的耳科医生发明、创造了许多新设备以便更好的检查外、中耳。中耳手术的成功有赖于光学设备的发展与更新，可以提供更好的放大及照明效果（比如19世纪末在瑞典使用的放大镜和单眼显微镜）。真正的突破发生在20世纪50年代早期：卡尔·蔡司公司发明了手术显微镜。这项新设备使得显微外科得以飞速发展，成为一门独立的医学分支学科。外耳、中耳以及内耳都得以良好照明、术野暴露。最终，各种新的侧颅底手术入路得以发明，使得耳科学成为这一领域的核心。

颅底上托大脑，与两侧及顶部颅骨共同保护大脑。大脑中央及致命部位的肿瘤、外伤或血管病变的处理是外科重大挑战。这些病变手术治疗的成功有赖于一个特殊团队，聚焦于大脑与颅底之间的狭窄空间开展多学科合作。鉴于解剖结构复杂，手术干预可能会对患者的生活质量产生负面影响。这些病变手术成功率的显著提高可以归功于诸多相关学科的发展，包括术中神经监测技术、最新放射影像技术以及电脑辅助或机器人辅助显微手术和立体定向放射治疗。这些成就与手术专家和机械工程师的良好合作密不可分，特别是手术显微镜、手术室设备和仪器的发展起到了至关重要的作用。

本书来源于2009—2010年在苏黎世大学医学历史博物馆举办的展览。首先要感谢Ugo Fisch教授的卓越贡献，他在1970年至1999年担任苏黎世大学医院耳鼻咽喉头颈外科主任。Ugo Fisch教授早年曾在美国学习耳显微手术，后来经过不懈努力使苏黎世成为国际中耳、内耳及颅底外科中心之一。其次要感谢洛桑的Albert Mudry教授，他目前是美国斯坦福医学院耳科学访问学者。作为耳科医生和医学历史学家，Albert Mudry教授是耳科历史方面的专家。Christoph Morgeli，苏黎世大学医学历史名誉教授和医学历史博物馆管理者，负责本书编辑工作。展览实物和图片主要来自于苏黎世大学医学历史博物馆收藏品。

特别致谢本书共同作者Ugo Fisch和Albert Mudry，感谢苏黎世大学Martin Kampf和Dominik Steinmann为展览提供服务，感谢Andreas Brodbeck的加工，感谢Jurg Stauffer的摄影以及Alexandra Falcon的编辑工作。本书之所以能出版，还要感谢前联邦议员Christoph Blocher博士、莱卡显微镜公司、彼岸电钻公司、苏黎世IHAG私人银行以及Fisch国际显微外科基金会的慷慨捐助。

Christoph Mörgeli
2012年6月于苏黎世

目　录

耳科手术史

现代耳外科学的发展与1951年德国Hans Littmann和Ernst Zeiss发明的、世界上第一台实用双目手术显微镜（OPMI 1）密切有关。其实，耳科手术古已有之，但其发展进程受诸多因素影响：特别是设备改进提高了耳内结构观察质量、耳部解剖及病理知识的积累、各种小型手术器械的发明，以及人类聪明才智的充分发挥。

OPMI 1型显微镜彻底颠覆了以往耳科手术的理念，开创了现代耳显微外科技术的先河。换言之，OPMI 1显微镜实现了从普通耳科手术到显微耳科手术的转变。简而言之，耳科手术史可以划分为两个阶段：前OPMI 1期和OPMI 1期。

本书将带领你穿越耳科手术史的主要发展阶段，它将不拘泥于细节，而是展现历史发展的主要脉络。为了使你的耳科之旅顺利成行，先花费一点儿时间熟悉一下以下示意图描述的耳部基本解剖。

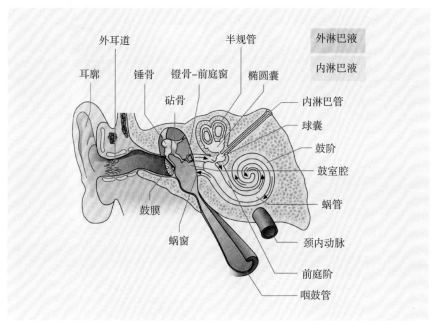

耳部示意图
外耳：耳廓和外耳道
中耳：鼓膜和听骨链（锤骨、砧骨和镫骨）
内耳：耳蜗和半规管

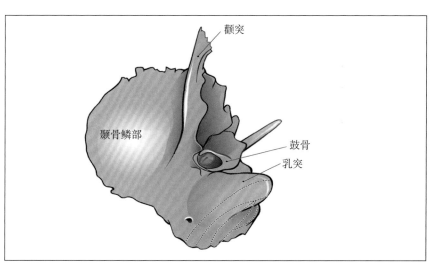

颞骨示意图
颞骨鳞部
乳突
颧突
鼓骨

1

古代

　　古代耳科手术操作仅限于清洁外耳道、取出异物，这些操作通常是借助日光照射直视完成。目前所发现的、最早的耳科工具是公元前两千年美索不达米亚（Mesopotamia）的一个首饰盒中用于取耵聍的耳匙。

　　最早记载专用清理外耳道工具的文献见于公元前6世纪至公元后6世纪之间的古印度书籍《妙闻集》（*Susruta Samhita*）。古埃及医学书籍中未记载清理外耳道或取出外耳道异物等相关技术。

　　公元1世纪，罗马医生Celsus描述了一种专门取外耳道耵聍的工具，这可能是史上首次尝试冲洗清洁外耳道。Celsus还记录了多种取出外耳道异物或溃疡结痂的技术。

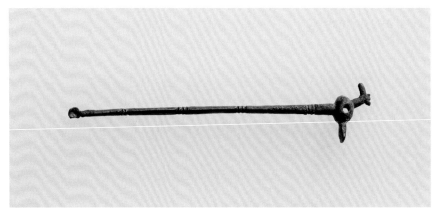

美索不达米亚耳匙
小耳匙用来取外耳道异物，匙柄为鸟形（大约公元前1000年）

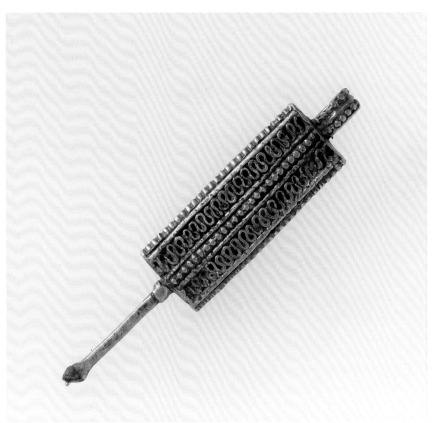

阿拉伯（Arabian）耳匙
装饰精美的阿拉伯耳匙用来清理外耳道（大约公元1000年）

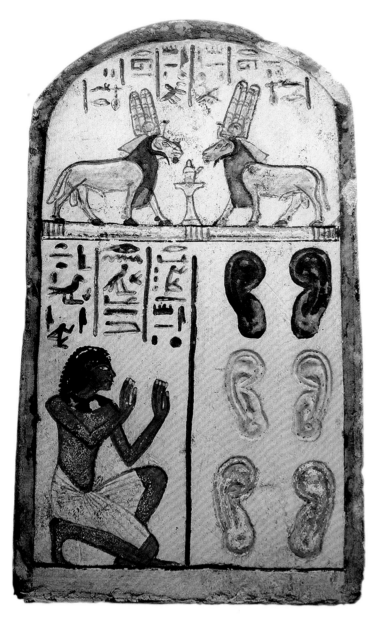

海湾国家（Bay）的三对耳廓碑
底比斯（Thebes）哈索尔（Hathor）神庙的古埃及碑装饰着三对耳廓（公元前1200年），开罗博物馆

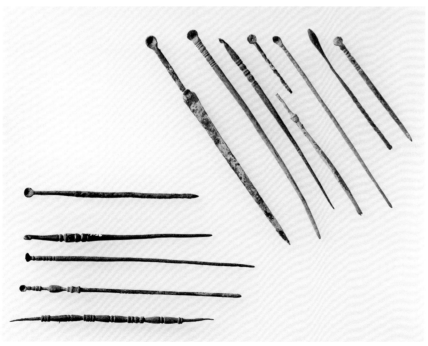

罗马耳匙探针
用来清理外耳道，来自于温迪施（Windisch）、瑞士及德国南部，青铜器（公元100年左右）

3

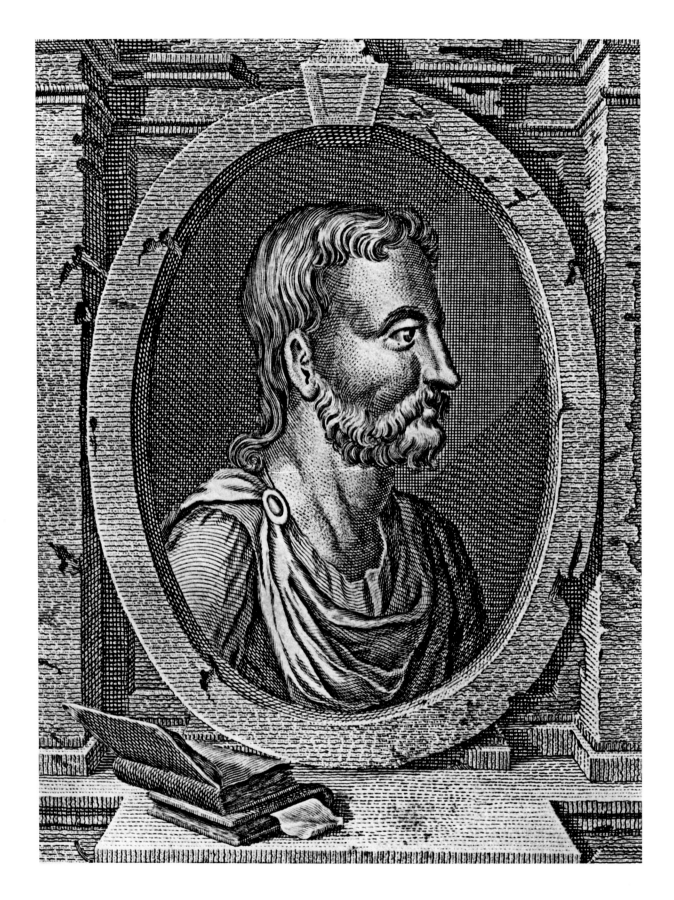

Aulus Cornelius Celsus（公元1世纪）
古罗马医学家Celsus撰写了八部医学专
著。他曾经说："如果一个患者突然
听力下降，你需要检查外耳道是否有
耵聍或污垢。"

Celsus可能是第一位使用注射器清除外
耳道阻塞物的医生。版画（18世纪）

4

中世纪

公元9世纪，阿拉伯（Arabic）医学家Rhazes在检查耳部时利用聚集的太阳光来观察外耳道深部。另一位阿拉伯医学家Albucasis使用镊子或钝钩而不是耳匙来取外耳道异物，他也使用探针清理外耳道。

由于外耳道口一般较狭窄且带有角度，通常需要扩张外耳道口以便看清外耳道深部。1368年法国医学家、牧师Guy de Chauliac首次描述利用必要的耳部设备并通过一种特殊的技巧达到这一目的："异物进入外耳道，患者自己固然可以察觉，医生也可以利用日光照明、拉起耳廓、放入窥耳器（镜）扩张外耳道口发现异物。"窥耳器是一种两片结构工具，一手握持，另一只手可以通过窥耳器扩张创造的空间来进行操作。通过扩张和窥耳器表面反射光线获得更好视野。

中世纪最重要的耳部手术就是清理外耳道和取出外耳道异物。

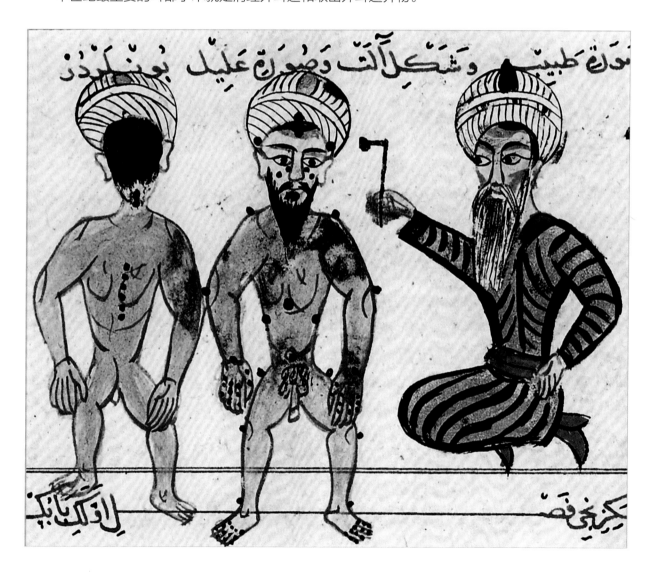

科尔多瓦（Cordoba）的Albucasis（936—1013年）
阿拉伯医学家Albucasis（Abul Kasim）描述了如何使用探针、松脂、乌膏和棉毛取出外耳道异物。通过烙铁来治疗，
Albucasis之后的奥斯曼（Osmanic）手绘图（15世纪）

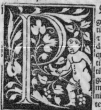

Guy de Chauliac描述的耳扩张器

Guy de Chauliac推荐的一种扩张外耳道、以便更好观察外耳道深处的工具。手稿（15世纪）

Guy de Chauliac的《麦格纳外科学》（Chirurgia magna）

据Guy de Chauliac描述，通过向外拉起外耳道，并使用镜子或其他工具扩张，能够在阳光下观察到外耳道内的异物。Guy de Chauliac所著的《麦格纳外科学》前言的介绍，威尼斯（1948）

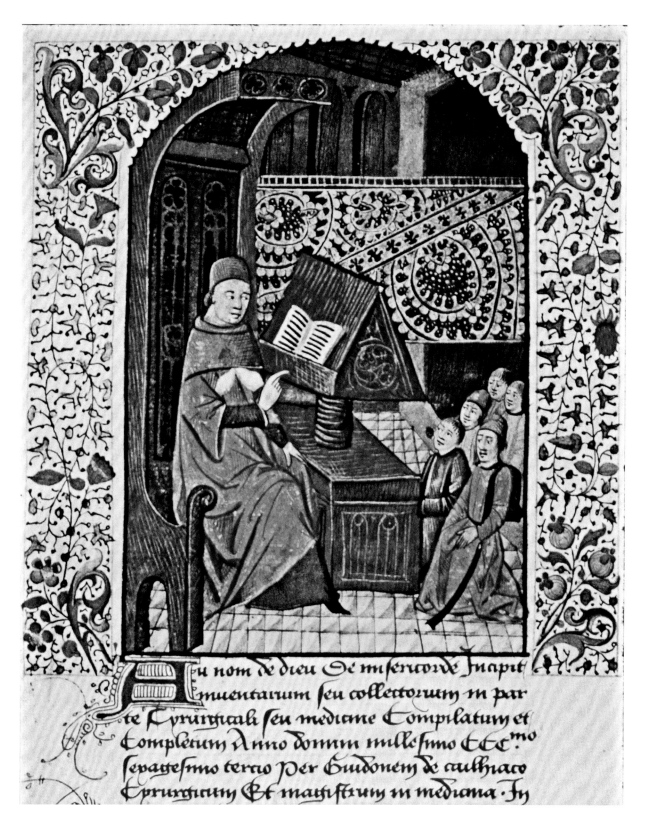

Guy de Chauliac（13世纪末
至1368年）

Guy de Chauliac在一本书中
描述的一种双片状的窥耳器
影响了创伤医学数个世纪。
这种工具可以一手握持另一
只手通过扩张外耳道进行操
作。手稿（15世纪）

文艺复兴时期和17世纪

文艺复兴时期是耳部解剖历史上非常重要的时期。正是在这一时期，耳部所有主要结构都得以明确：外耳道、鼓膜、包含听骨链的中耳腔、包含耳蜗的内耳以及听神经。文艺复兴时期著名的法国外科医生Ambroise Pare记录了一种用来替代缺失外耳的假体装置。

1606年伯尔尼的德籍医学家Fabricius Hildanus（von Hilden）记录了一名外耳道异物患者的故事，并介绍了用来取异物的窥耳器和其他两种工具的使用方法。他并没有明确地描述窥耳器，但是提供了一幅很好的示意图。

除了窥耳器以外，Hildanus还记载了另外两种从外耳道取异物的工具：第一个是"探子"，它类似于探针，用来触碰外耳道异物；第二个是"耳匙"，呈双头匙状，用来取出异物。这两种工具有些相似，因为探子是由两部分组成的：一端是匙状，一端是探针。Hildanus并没有说明他是用哪端触碰异物的。

1693年Cornelius Van Solingen记载了一种两端不同的复合耳鼻窥器，一端检查耳部，一端检查鼻部。

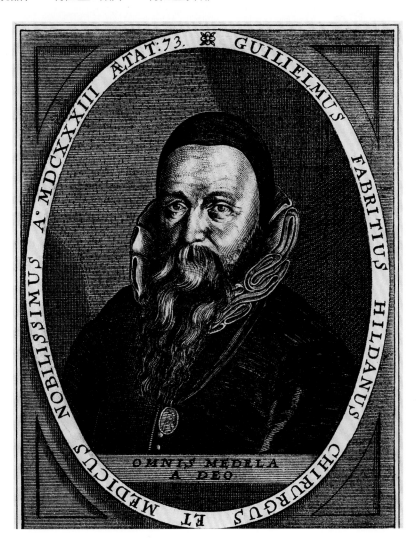

Wilhelm Fabricius Hildanus
（1560—1634年）
著名德国外科医生W. F. Hildanus 生于德国杜塞尔多夫（Dusseldorf）附近的希尔登（Hilden），在瑞士佩耶纳（Payerne）和伯尔尼做城镇医生。他总结手术经验写成专著：《观察和手术治疗》（*Observationem et curationem chirurgicam*）

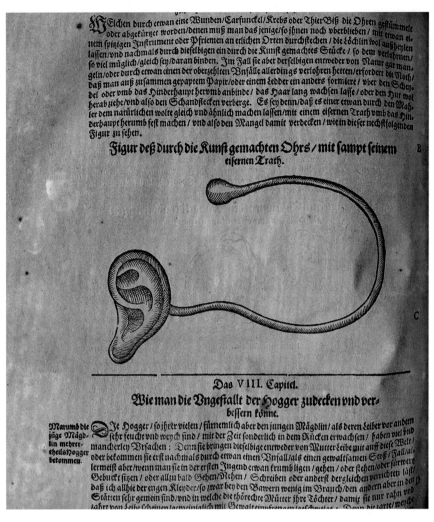

Ambroise Pare的人造义耳

法国外科医生Ambroise Pare（1510—1590年）介绍了一种由皮革或蜡纸制成的能够完美再现耳廓外观的人造义耳。Pare首先在软骨上打孔，待康复后再把假体安装在软骨孔中。Ambroise Pare：Wund-Artzney oder Artzneyspiegel杂志，法兰克福（1635年）

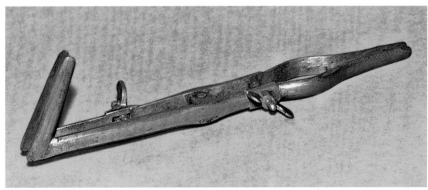

Cornelius Solingen的复合耳鼻窥器

荷兰外科医生Cornelius Solingen（1641—1687年）描述了这种可以两端分别使用的耳鼻窥器

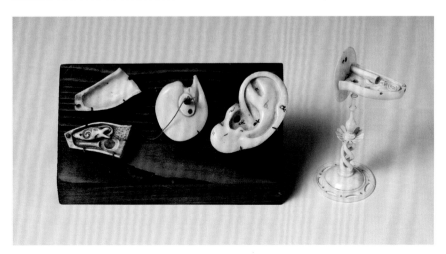

耳部解剖模型

耳部象牙模型用于向医学生说明外耳、中耳及内耳的结构，纽伦堡（Nurnberg）（17世纪末）

Huius operationis testes sunt Clarissimi ac Doctissimi Viri,
Ianus Antonius Saracenus Medicus Regius:
Andreas Bonetus, Medicinæ & Philosophiæ Doctor:
Antonius Maca Pharmacopœus : quorum penès me sunt chirographa.
Vale Vir Clariſſime & Doctiſſime. Lauſannæ 27.Decembris, anno 1596.
Tua excellentia addictiſſimus & obſequentiſſimus,
G. Fabricius Hildauus.

Hæc autem fœmina, ad hunc vſque annum 1605. quo hæc ſcripſi, viuit,
ac proſperâ fruitur valetudine, & quidem in coniugio minimè infelici.

Delineatio inſtrumentorum.

Speculum auris. Specillum. Cochlear. Tenacul.

Annotatio.

CÆterùm in hac operatio-
ne perficiendâ hoc mo-
do proceſſi. Primò locum
ſplendidum elegi, ita quidem
vt radij ſolares in auris mea-
tum penetrarent. Mox mea-
tum auris vndique inunxi
oleo amygdalarum dulcium.
Deinde dilatato nonnihil ſpe-
culo (hîc figurato) auris me-
dio (quo faciliùs eo poſſem
introſpicere) tum oculis con-
templari, tum ſpecillo explo-
rare cœpi, quanam ex parte
tutiùs poſſet inter globulum
& auris ambitum ſeu circui-
tum immitti cochleare : quâ
quidem exploratâ, ſpecillum
extrahebam, & cochlear im-
mittebam vſque ad globu-
lum : demum violentiâ qua-
dam (aliter enim fieri non
potuit) impulſo cochleari in-
ter globulum & ambitum au-
ris, globulum, vt dictum eſt,
eduxi. Habebam quoque in
promptu tenaculam : quâ, ſi
forſan opus foret, vterer.

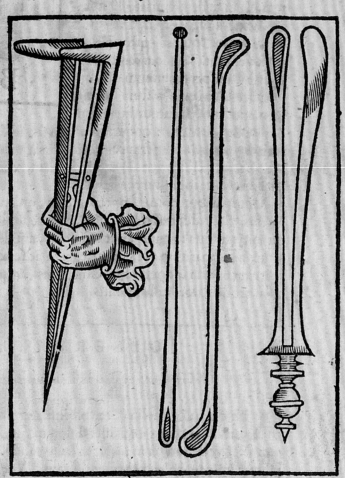

Hoc quoque modo aliquoties extraxi piſa.

C 3

Fabricius Hildanus改良窥耳器
Hildanus改良窥耳器的文章在他去世后再次发表。Wilhelm Fabricius Hildanus: Opera observationum et curationum medico-chirugicarum杂志，法兰克福（1646）

18世纪

18世纪启蒙运动时期，耳部手术的第一步是开放乳突。1736年，法国外科医生Jean-Louis Petit对一位乳突脓肿患者实施了首例乳突手术，目的是在骨质钻孔以引流脓液。在切开皮肤后，术者使用一种剥脱环锯来磨除板障外层骨质。对另一位患者，他使用一种钻孔器来开放瘘管的尖端和外层以扩大先天性瘘管。他还记载使用凿子和锤子来清理"坏死骨质"。

医生使用双叶窥耳器，最初是通过聚焦日光改善视野，后来尝试寻找新光源。1774年，英国医生Archibald Cleland使用带蜡烛的凸透镜直接照射外耳道："我使用直径3英寸的凸透镜，配上手柄，放在蜡烛之前。当点亮蜡烛时，光线得以汇聚并照入外耳道深处。"

意大利解剖学家Gilvanni Battista Morgagni采用由装满水的水晶瓶反射吊灯光线进行照明，配合使用Fabricius Hildanus窥耳器。

18世纪末，乳突开放手术因死亡率太高而声名狼藉。

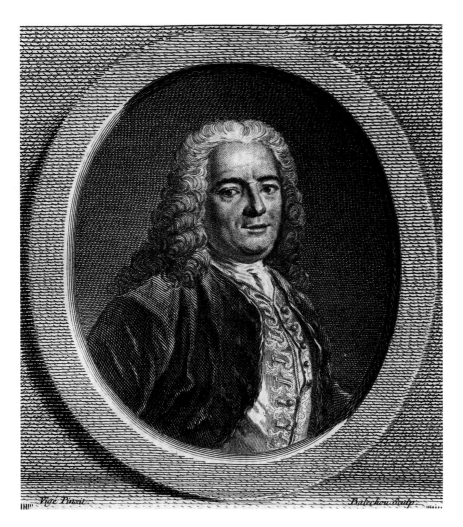

Vigé Pinxit.   Balechou Sculp.

11

Jean-Louis Petit（1647—1760年）

Jean-Louis Petit，那个时代最伟大的外科医生之一，对耳部手术情有独钟。他是一名军医，曾担任巴黎外科学会主任

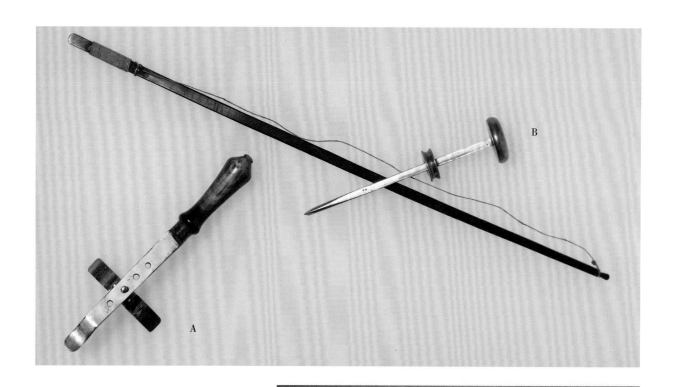

Jean-Louis Petit牵开器（A）
带挂钩的牵开器有四个孔，可以像带螺钉的铰链一样进行固定、提供支撑

弓弦钻（B）
弓弦接触骨钻的轮盘，带动旋转骨钻。手柄用来保持稳定并引导钻孔位置

耳部手术的工具
Jean-Louis Petit利用特殊的工具大胆开放感染的乳突腔来引流脓液，然而，Petit主要的成就在他死后才得以发表。Traite des maladies chirurgicales et des operations qui leur conviennent. Posthumous ed. 3 volums. Psris: Didot, 1774（second ed.）

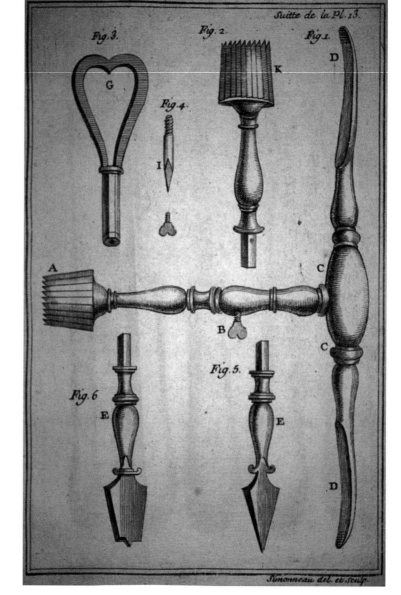

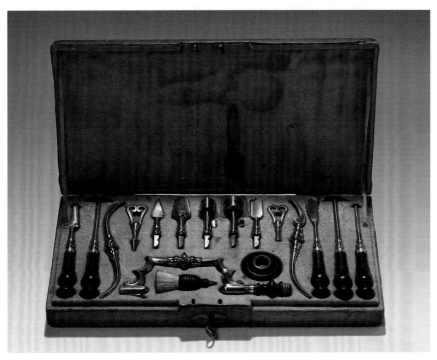

开颅工具
进入耳部深处的基本工具是
环锯。18世纪的环锯装置

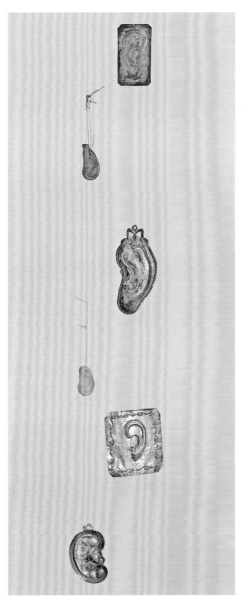

**为治愈耳部疾病而供奉的
祭品**
在鲜有方法治愈耳部疾病的
时代，患者会向上帝及圣人
祈祷以获得帮助。这些祭品
是天主教徒虔诚的表现。虔
诚的信徒通过这种方式在灾
难中获得帮助，或者在满足
愿望后表达感谢。由银和蜡
轧制成的还愿物（18世纪）

Gilvanni Battista Morgagni（1682—1771年）

帕多瓦（Podova），著名解剖学教授，发现了重要的方法来检查外耳道并诊断外耳道疾病。他使用装满水的水晶球汇聚日光或者烛光进行照明，配合使用Fabricius Hildanus窥耳器

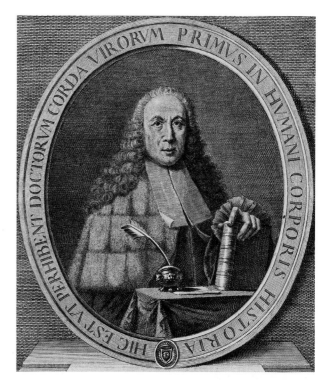

Archibald Cleland使用的耳部照明工具

英国医生Archibald Cleland在1744年记载了使用凸透镜将烛光投射入外耳道内的方法。同时他还发明了由鼻腔进入的耳导管。Archibald Cleland: Instruments to remedy some kind of deafness proceeding from obstructions in the external and internal auditory canal（1744）

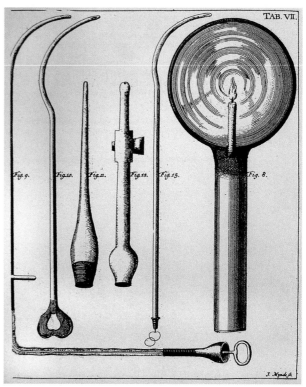

内耳浮雕模型

四块由黏土烧制成的显示内耳解剖结构的模型，来自Joseph Benedikt Curiger d. A., Einsiedeln, 瑞士（18世纪末）

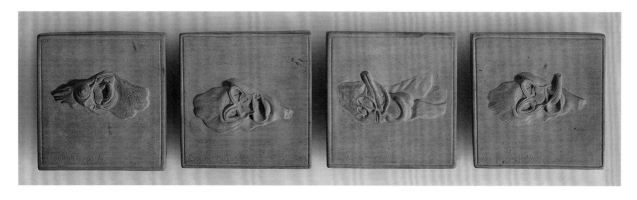

1800—1840年

19世纪前期发明了许多新型双叶窥耳器，很多人尝试以人造光源替代日光改进照明。德国医生Philipp Bozzini改良了Cleland工具。他将凹透镜而不是凸透镜放在光源前，这样不仅可以避免光线刺眼，而且可以增强光源的强度。尽管Bozzini的装置没有获得满意的照明效果，但是他使用凹透镜的新颖想法在整个19世纪被广泛应用。

英国医生Thomas Buchanan在1825年发明了"耳部检查器（Inspector Auris）"，又称"耳镜"。柏林的Wihelm Kramer在1836年发明了一种可以将光线聚集成一先令大小明亮光斑的装置，并改良了Fabricius Hildanus窥耳器，将其分为两部分，以使检查医生获得更好的视野。在当时，Buchanan和Kramer的装置被广泛使用。

经过18世纪后叶一些尝试之后，1800年英国外科医生Astley Cooper报道了人工鼓膜造孔治疗一些听力疾病，其后得以广泛应用："我实施这种手术是考虑到鼓膜造孔不会影响声音传导，但小孔提供了空气自由进出鼓室的通道，替代了咽鼓管的功能，带着小孔的鼓膜恢复了自然功能。"

这个时期除了鼓膜造孔外（通常被称作鼓膜穿刺术或鼓膜切开术），耳科手术并无显著进展。法国医生Jean-Marc-Gaspard发明了一种鼓膜导管在当时被许多耳科医生广泛使用。

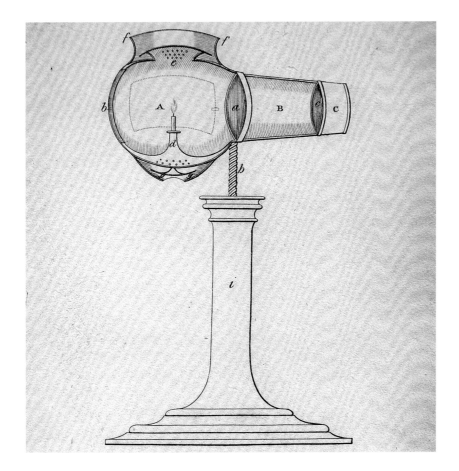

耳部检查器
英国赫尔（Hull）的耳科专家Thomas Buchanan发明了能检查外耳道深处的工具：检查器汇聚烛光，能够"完全照亮外耳道和鼓膜"。而且他还能够将他的检查设备如图所示放置，从而解放双手进行其他操作。Thomas Buchanan: Illustrations of acoustic surgery, London（1823）

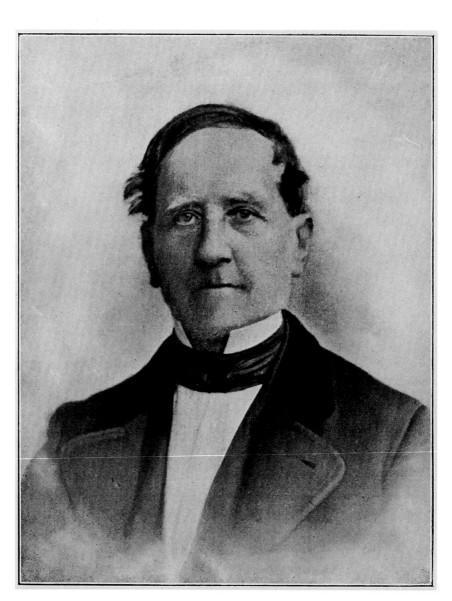

Wihelm Kramer（1801—1875年）

Kramer是一位对耳科有特殊兴趣的柏林执业医师，曾被推选为卫生委员会秘书，在耳科临床和科学写作方面活跃了近50年

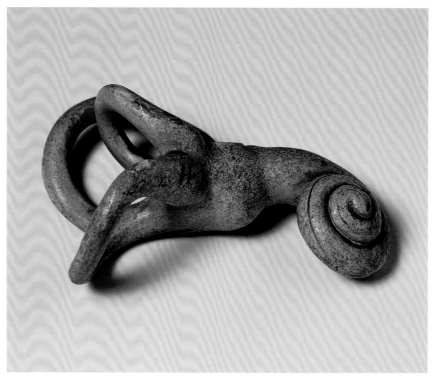

内耳解剖模型

右侧内耳模型（5倍放大）（19世纪前叶）

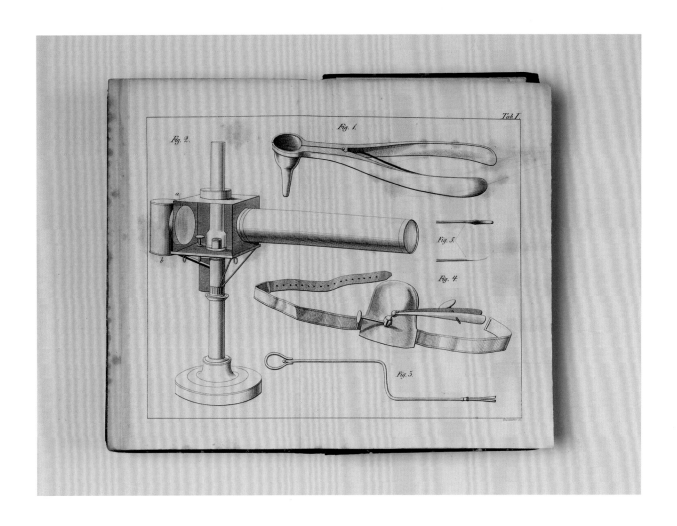

Kramer照明装置

1836年德国医生Wihelm Kramer介绍了用于外耳道照明的装置：粗灯芯油灯放于锡盒中，锡盒内面涂成黑色以免反射光线。电镀的凹透镜和双凸透镜汇聚油灯的光线，光线汇聚成一条明亮的光束照亮内腔。Wihelm Kramer: Die Erkenntnis und Heilung der Ohrenkrankheiten, 1. Edition Berlin 1836, 2. Edition Berlin 1849

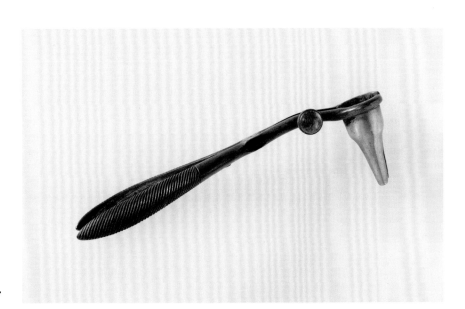

Wihelm Kramer窥耳器

用于检查外耳道的双叶窥耳器。叶片细长，后端粗糙，手柄处有弹簧，无需螺钉固定。Kramer的窥耳器是一个长轴分为双臂的金属漏斗，易于进入外耳道。漏斗的内面发暗或经喷涂，以防止反射光线

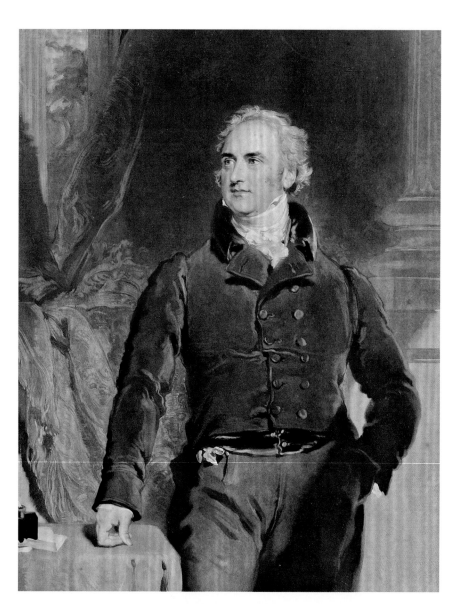

Astley Paston Cooper 爵士
（1768—1841年）

19世纪前期最著名的外科
医生，伦敦解剖学、外科学
教授，St. Thomas和Guy医
院外科医生及讲师。Astley
Cooper发表了一些研究鼓膜
破坏及其后果的文章

Cooper的鼓膜造孔技术

Astley Cooper曾认为鼓膜
小穿孔可以使中耳获得足
够通气，起到替代咽鼓管
的作用。然而，Cooper很快
认识到鼓膜穿孔无法长期
维持，且耳聋可能加重。
Astley Cooper: Further
observations on the effects
which take place from the
destruction of the membrana
tympani, London 1801

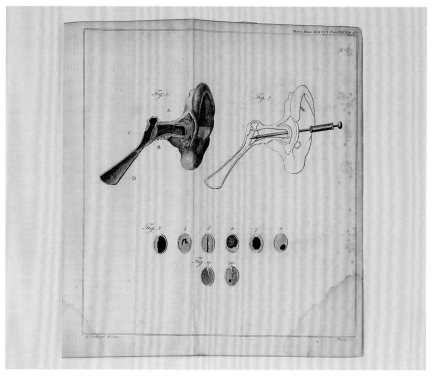

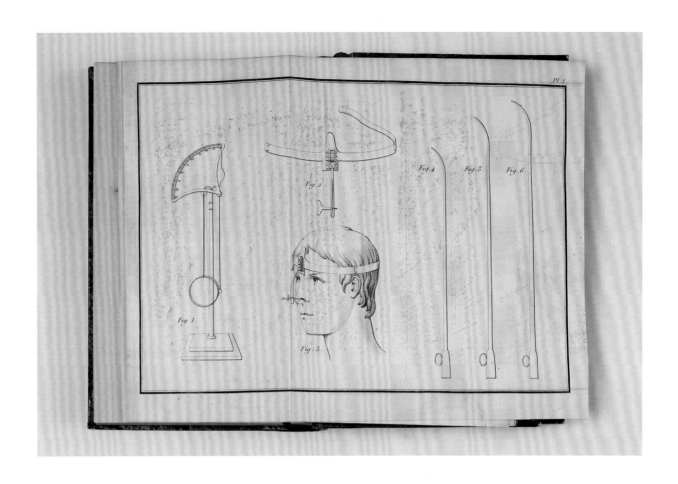

Jean-Marc-Gaspard Itard的主要工作

外科医生和耳科专家Jean-Marc-Gaspard（1774—1838年）工作于巴黎聋哑研究所。1821年他收集了172例耳病患者病例。Jean-Marc-Gaspard Itard: Traite des maladies de l'oreille et de l'audition, Paris 1821

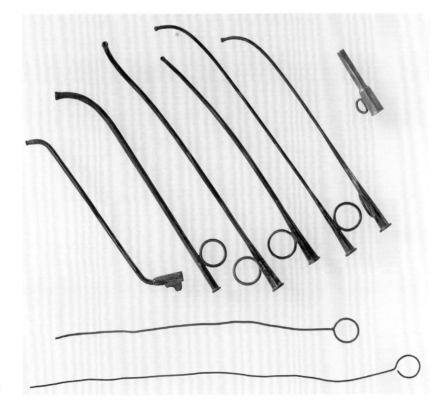

Jean-Marc-Gaspard Itard的耳导管

Jean-Marc-Gaspard Itard 发明了一种可以注射液体以溶解病变、清理中耳的耳导管。Itard 的耳导管（19世纪）

19

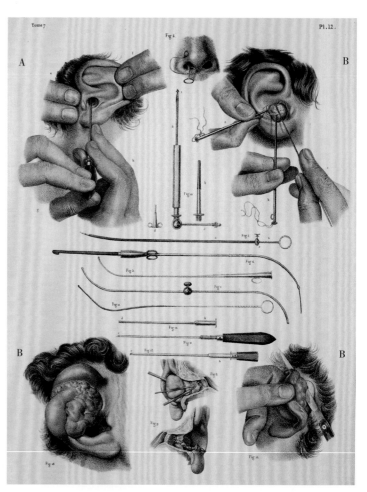

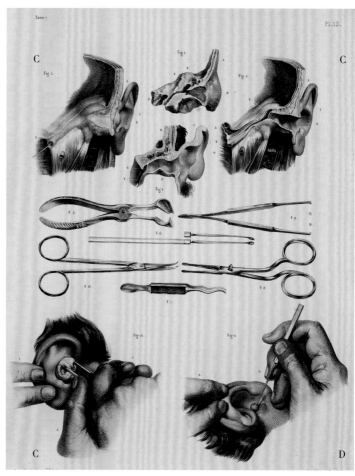

耳科手术（1840年左右）

一本法国外科解剖图谱显示1840年的耳科手术。（A）鼓膜置管；（B）结扎肿瘤或息肉；（C）鼓膜打孔；（D）取出异物

1840—1870年

双叶窥耳器存在两个主要问题：当双叶分开时，毛发、部分上皮、耵聍会沿着边缘进入视野，妨碍外耳道照明；另一方面，圆形窥耳器会减少开放的角度。因此，19世纪中叶的耳科医生发明了单片漏斗形窥耳器：Ignaz Gruber 1838，William Wilde 1844，Eduard Schmalz 1846，Joseph Toynbee 1850，Anton von Troltsch 1855，Adam Politzer 1862，Josef Gruber 1870.

1841年，Friedrich Hofmann尝试使用一个带手柄的凹面镜来反射、聚焦日光。凹面镜中央有孔，使观察者可以直接观察外耳道。直到1885年，维尔茨堡（Wurzburg）的耳科学家Anton von Troltsch才将这项技术推广。在同一年，一种检查外耳道的小管被命名为"耳镜"。

1865年，伦敦的John Burton报告的"耳镜"是一种由漏斗形窥耳器、放大镜、镜面照明系统组成的工具。在当时，"耳镜"、"耳放大镜"这些名称并没有明确的界定。Burton耳镜的创新之处在于耳镜和照明镜面之间加用放大镜。

耳外科学出现两个新的概念：①尝试用人工材料修补穿孔的鼓膜；②尝试保持鼓膜穿孔开放。修补鼓膜的目的在于避免感染、防止异物进入及改善听力。

1845年莱比锡（Leipzig）的Gustav Lincke尝试用薄银片或金片来修补穿孔的鼓膜。英国James Yesrsley和Joseph Toynbee尝试使用湿羊毛棉片或天然橡胶材料。许多耳科医生也尝试保持鼓膜穿孔开放，因为对于一些患者这似乎是提高长期听力的唯一有效途径。1845年Gustav Lincke报道了一种小橡胶管，Adam Politzer报道了一种硬质橡胶管。不幸的是，这些小管容易掉落耳内，因此逐渐被弃用直到20世纪50年代。

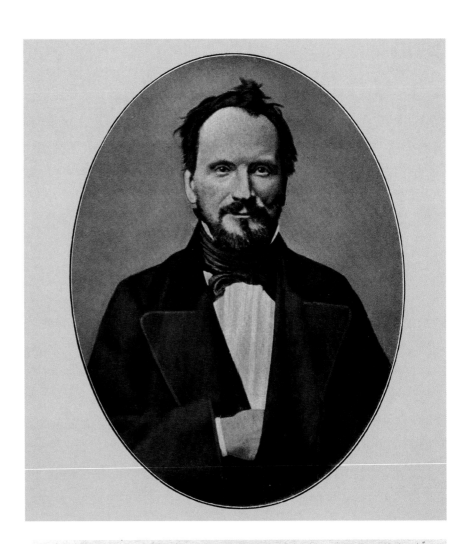

Friedrich Hofmann（1806—
1886年）

Hofmann发明了使用中央有
孔的反射镜聚焦光线照明外
耳道的方法。他是威斯特法
利亚（Westphalia）波艮第
（Burgsteiinfurt）的执业医
生、议会议员以及卫生委员
会成员

Hofmann关于耳镜的著作

1841年1月2日，Hofmann
向他的医学同事介绍说：
"应该使用中央有孔的反
射镜来聚集日光照明外耳
道。" Casper's Wochenschrift
fur die gesammte heikunde 4
(1841), p.10

Beitrag zur Untersuchung des äussern Gehörganges.

Mitgetheilt vom Hofmed. Dr. *Hofmann* in Burg Steinfurt.

(Mit einer Abbildung.)

In diesem kleinen Beitrage beabsichtige ich keineswegs eine wissenschaftliche Bearbeitung über die Untersuchung des äussern Gehörganges zu liefern, sondern nur das ärztliche Publikum auf eine Untersuchungsweise aufmerksam zu machen, wodurch die Exploration des äussern Gehörganges namentlich, ausserdem aber auch noch die aller nur durch künstliche Erweiterungsmittel und Beleuchtung dem Gesichte zugänglichen Kanäle des menschlichen Körpers um ein Bedeutendes erleichtert wird.

Zur oberflächlichen Untersuchung des äussern Gehörganges genügt es oft durch Rück- und Aufwärtsziehen der Ohrmuschel, die Krümmungen des *Meatus* auszugleichen, und durch einen in denselben geleiteten Sonnenstrahl die innern Parthieen zu beleuchten.

Ist jedoch eine genaue Untersuchung nöthig, oder gelingt wegen sehr stark gekrümmten, verengten Gehör-

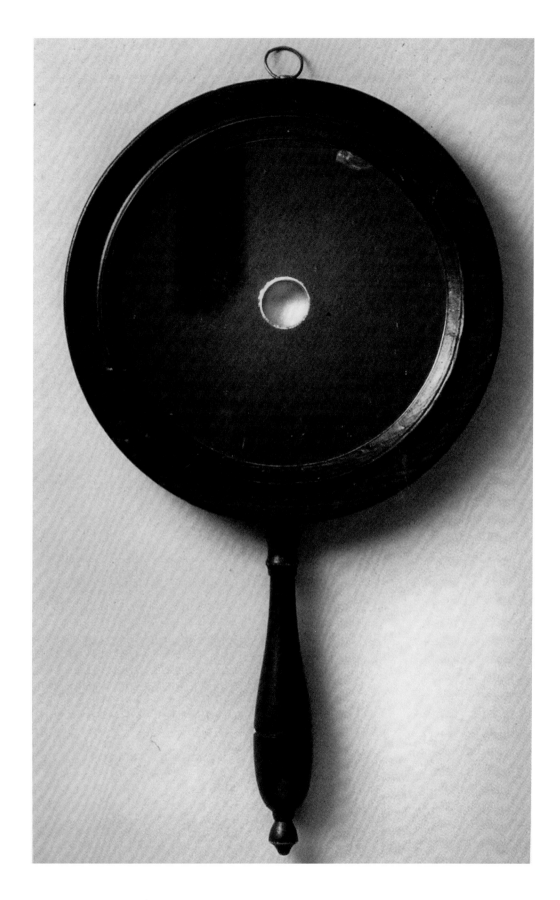

Hofmann的耳镜

1841年Friedrich Hofmann报道了他的带孔耳镜,现保存于维尔兹堡(Wurzburg)医学院耳鼻喉科。他的发明并未得到认可,所以Theodor Ruethe和Anton von Troltsch分别在1852年和1855年发明了类似的工具。Friedrich Hofmann: Beitrag zur Untersuchung des ausseren Gehorganges, in: Casper's Wochenschrift fur die gesammte Heikunde 4(1841), S. 10–14

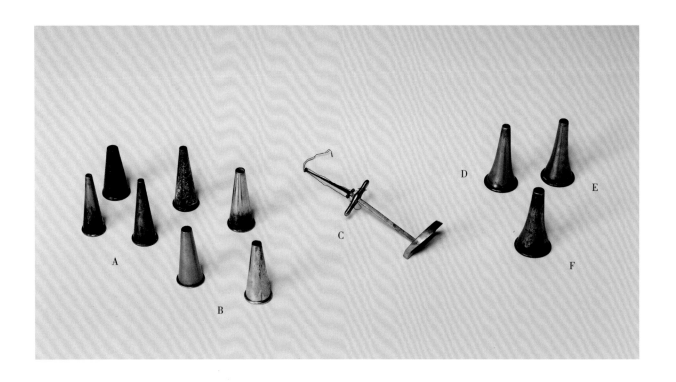

William Robert Wilde窥耳器（A）

1844年首先由都柏林（Dublin）的耳科医生William Wilde（1815—1876年）报道。三种不同型号，19世纪后叶

Joseph Toynbee窥耳器（B）

1850年由伦敦的耳科医生Joseph Toynbee（1815—1866年）首先报道。三种不同型号，金属，19世纪后叶

William Robert Wilde耳息肉圈套器（C）

William Robert Wilde发明这种带伸缩金属丝的工具切除耳息肉

Anton von Troltsch窥耳器（D）

1855年Anton Friedrich von Troltsch教授（1829—1890年）报道了窥耳器的模型。三种不同型号，金属，19世纪后叶

Adam Politzer的窥耳器（E）

1862年维也纳的Adam Politzer教授（1835—1920年）报道了他的窥耳器模型。三种不同型号，硬橡胶

Joseph Gruber的窥耳器（F）

维也纳的Joseph Gruber教授的窥耳器模型出现于1870年。三种不同型号，金属，19世纪后叶

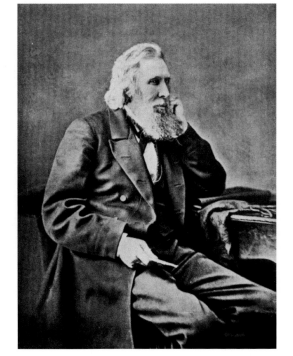

William Robert Wilde（1815—1876年）

爱尔兰医学家William Robert Wilde被公认为是将漏斗形窥耳器引入耳科领域的先驱。在1844年他的文章发表之前，所有检查及操作外耳道的工具都存在着照明不足的问题

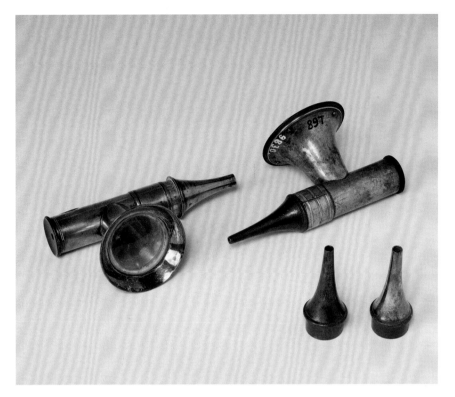

John Brunton耳镜

1865年伦敦John Brunton报道了他发明的耳镜：由单孔黄铜管、耳件和放大镜组成。John Brunton: A new otoscope or speculum auris, in: The Lancet (1865), p. 617–618

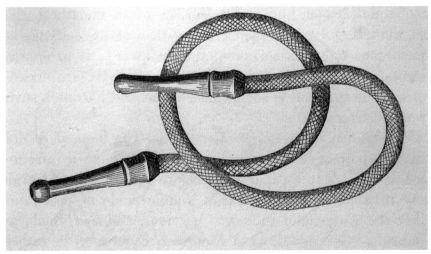

Joseph Toynbee的耳镜

Joseph Toynbee（1815—1866年）使用一根橡皮管来听中耳腔内发出的声音，他把这种工具称作"耳镜"

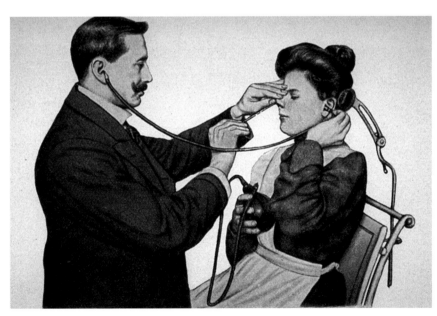

耳镜的用法

19世纪耳科医生使用Joseph Toynbee耳镜检查一名患者

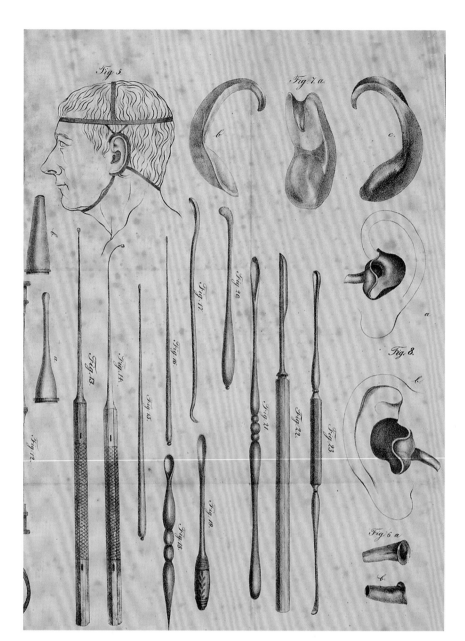

Carl Gustav Lincke用来检查外耳道的管状工具

图6a和6b（右下）显示的是一种经鼓膜穿孔处放入的小橡皮管（一种天然橡胶），细端放入穿孔内侧，粗端的大小与外耳道内径相近。Carl Gustav Lincke und Philipp Heinrich Wolff: Handbuch der theoretischen und praktischen Ohrenheikunde, volume 3, Leipzig 1845

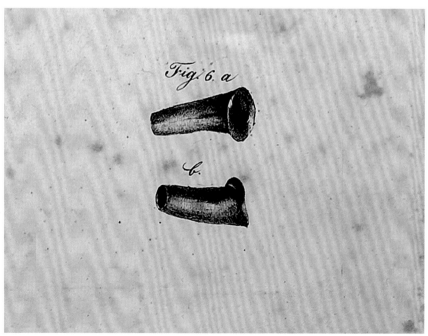

1870—1900年

19世纪后叶各种人工光源（蜡烛、燃气、石油、油料、电力）逐渐取代了日光，各种乙炔灯因廉价且易于生产，得以广泛应用。1879年August Hedinger发明了一种由加热铂丝制成的带电镜面，配以手柄调节。20世纪初许多其他类型的电力系统逐渐取代了原先的照明系统。

两大发明彻底颠覆了以往的外科手术理念：全身麻醉和消毒无菌操作。这些发明有助于外科医生开创新的技术，特别是在耳科。急性中耳炎行乳突引流（乳突切除术）、探查中耳听骨链得以实现。1860年法国外科医生Amedee Forget使用圆凿和锤子开放了蓄脓的乳突。1873年德国哈雷（Halle）的耳科医生Hermann Schwartze和他的助手Adolf Eysell报道了一种新的手术方式：目的是扩大中耳和乳突之间通道，以便进行抗生素冲洗，治疗耳部疾病。这一术式被命名为单纯乳突切开术。19世纪80年代后期外科医生Ernst Kuster和Ernst von Bergmann发明了一种手术范围更大的术式，被称作乳突根治术。耳科医生Emanuel Zaufal和Gustav Stacke描述了此术式操作细节。

1893年英国神经外科医生William MacEwen 尝试使用牙科机械钻完成乳突切除术。3年后英国耳科医生Thomas Barr介绍了使用电钻完成乳突手术的方法，但这一技术直到1950年才被广泛采用。

另一项外科进展是取出中耳听小骨治疗中耳炎。然而，因为此术式不能改善听力，未能得到广泛应用。

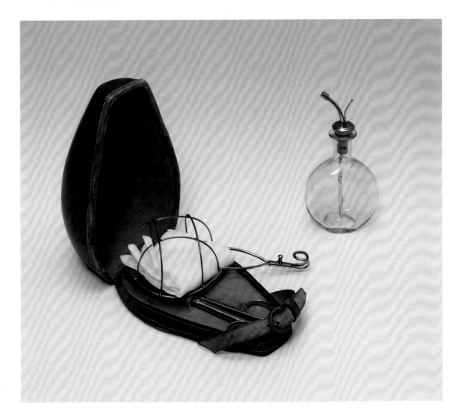

氯仿麻醉的面罩

1877年外科医生Friedrich von Esmarch（1823—1908年）在德国基尔（Kiel）使用过的保存在皮革包中的氯仿面罩

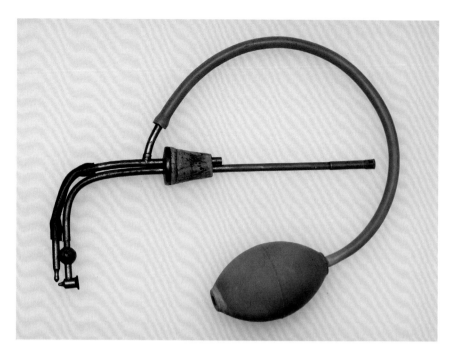

消毒用的石炭酸喷雾器

1867年苏格兰外科医生
Joseph Lister倡导使用的消
毒法在耳科领域得到广泛应
用。消毒使用的喷雾器由弯
管、喷头和橡胶球组成（19
世纪末）

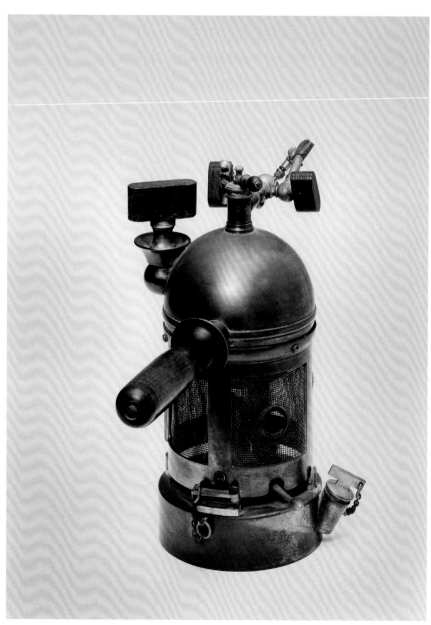

消毒装置

Lucas Champinniere使用的喷洒
石炭酸溶液的装置（1878年）

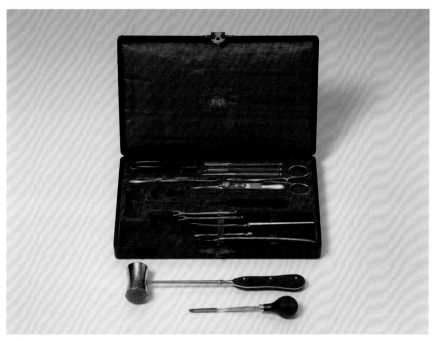

耳部手术器械包
皮革制成的手术箱，内装耳科手术工具，特别是用来进行乳突切除术的锤子和三个圆凿（慕尼黑，19世纪末）

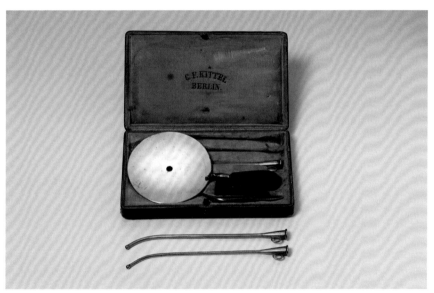

耳科工具套
装有带手柄反光镜、3个耳镜、3根耳导管和1把耳钳的箱子（柏林，19世纪后叶）

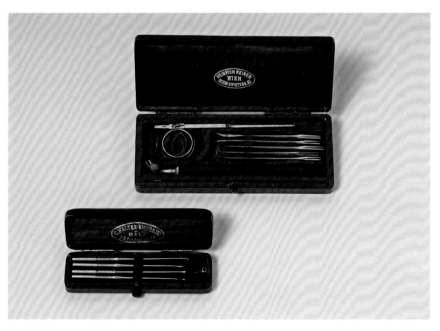

Josef Cruber耳科工具箱
Josef Cruber（1827—1900年）的耳科工具箱包括手柄、圈套器、尖钩、2根鼓膜穿刺针和2把尖刀（维也纳，19世纪后叶）

Schwartze和Eysell的乳突手术

Hermann Schwartze和Adolf Eysell
（哈雷）1873年实施乳突手术用
来治疗慢性中耳乳突炎。Hermann
Schwartze (editor): Handbuch
der Ohrenheikunde, volume 2,
Leipzig 1893

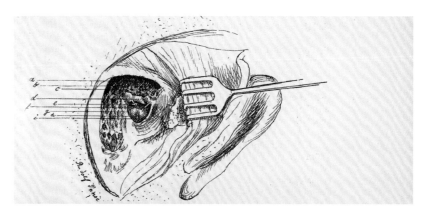

手术摘除听骨链

此术式适用于中耳乳突炎病例。
Seymour Oppenheimer: The
surgical treatment of chronic
suppuration of the middle ear
and mastoid, Philadelphia 1906

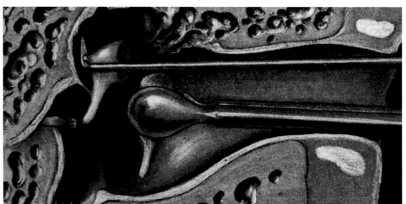

手钻

由于担心电钻的频繁故障，苏格
兰外科医生William MacEven发明了
一种机械驱动钻来进行乳突手术

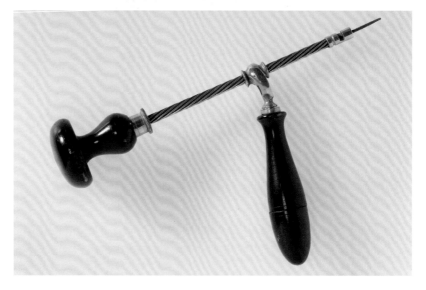

电钻

20世纪电钻被广泛接受。带有电
缆、导线和手柄的牙科钻（20世
纪早期）

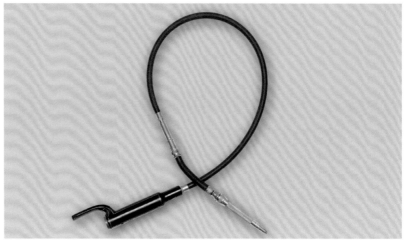

亚当·波利策（Adam Politzer）

Politzer（1835—1920年）被公认为是现代耳科学的创始人。Politzer的卓越贡献是在19世纪将耳科学发展成为世界范围内广泛承认的一门学科。Politzer不仅研究耳科相关解剖、病理、生理、诊断和治疗，还系统研究了耳科学的历史。

Adam Politzer生于匈牙利，在维也纳接受医学教育。在巴黎工作期间，他致力于研究中耳听骨链的生理功能，揭示了声波振动通过听骨链传导的机制。他研究了中耳腔和鼻咽部气压的变化，发明了利用气球将空气由鼻腔通过咽鼓管进入中耳的治疗方法，被广泛应用。这种方法被称作"波氏中耳鼓气法"，取代了原有的使用导管插入咽鼓管进行鼓气的方法。Politzer还发明了一种测量听力的工具、一种耳镜、一种助听设备，并改进了许多手术器械。

1864年Adam Politzer成为维也纳《眼耳鼻喉协会》的创始人之一，1871年被授予维也纳医学系的荣誉教授。1873年，他和他的同事与竞争者Josef Gruber被任命为维也纳大学耳科系主任。1893年成为正教授，1898年成为大学临床部唯一主任，直至1907年退休。在此时期，这位善于表达并极具天赋的耳科学家成为了全世界耳科学的导师，并发现了许多新的耳科疾病，比如耳硬化症。

他最著名的著作包括：耳部解剖手册、多次再版的杰出教材（*Lehrbuch der Ohrenheilkunde*）和鼓膜图集。Adam Politzer还出版了两卷耳科史专著（*Geschichte der Ohrenheilkunde*， edited 1907 und 1913），使他成为耳科学领域最重要的历史学家。

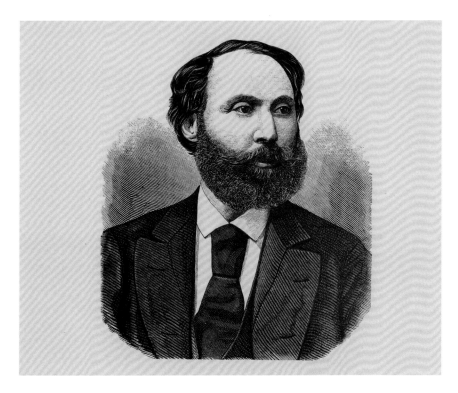

Adam Politzer（1835—1920年）
现代耳科学创始人、维也纳大学耳科系主任和教授

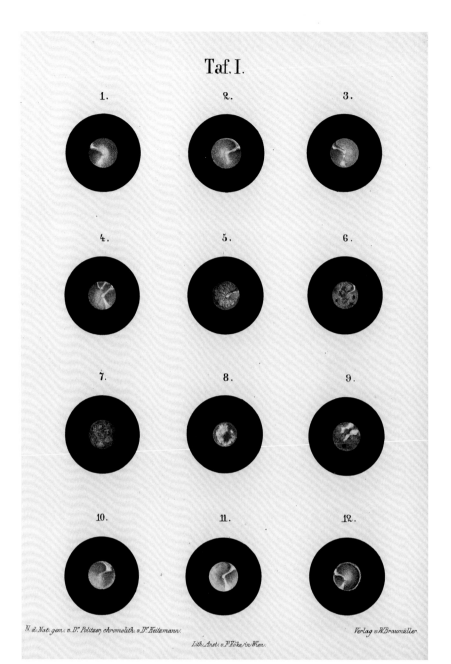

Politizer发表的鼓膜图片

Adam Politzer在1865年发表了著名的鼓膜图片。这些图片来源于他个人的经验,并于1896年进行了修订和扩充。这项研究奠定了他在鼓膜和中耳病理学方面的卓越地位。Adam Politzer: Die Beleuchtungsbilder des Trommelfells im gesunden und kranken Zustande mint 24chromlithografirten Trommelfellbildern, Vienna 1865

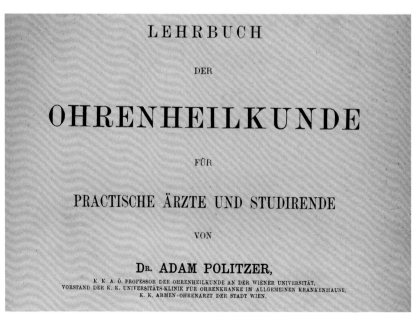

Politizer撰写的教材

1878年至1882年间,Politzer撰写了两卷关于耳科学知识的综述。这些书籍在1887年合成一卷出版,至1908年共再版三次。这本教材被翻译成多种语言,成为世界范围广泛接受的耳科基础教材。Adam Politzer: Lehrbuch der Ohrenheilkunde, 2 volumes, Stuttgart 1878–1882

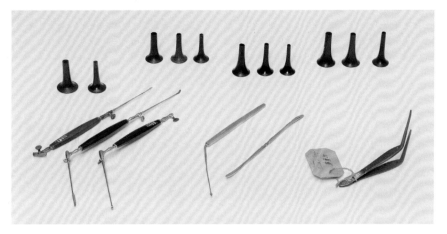

Politzer窥耳器
1862年Adam Politzer发明的窥耳器模型,并在1878年用硬橡胶加以改进

Politzer的器械
Adam Politzer发明了多种耳科手术器械,比如耳镊、切开引流刀、圆刀、针、耳匙等

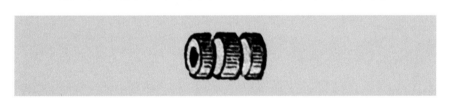

手术中的Politzer
Adam Politzer(坐在床头带有胡须者)在维也纳诊所内演示手术(1900年左右)

Politzer圆管(引流)
Politzer1868年发明的由硬橡胶制成的引流管,用于保持鼓膜人为穿孔

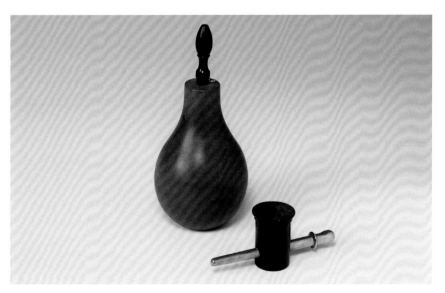

Politzer鼓气球
Politzer普及了这种使用橡胶球向中耳鼓气的方法,这种治疗方式被广泛应用于治疗因咽鼓管功能障碍或中耳积液造成的听力下降

Politzer喷粉器
Adam Politzer1880年发明了一种新的喷粉器,使用硼酸治疗慢性中耳感染

Politizer听力计

1877年Adam Politzer根据其在解剖和生理方面的研究发明了一种新的听力计。这种小的便携设备含有一种锤子，可以敲击中空的金属杆产生不同音调的声音

Politizer助听器

1881年Adam Politzer发明了一种新的放置于外耳道的耳管，形似猎号，由硬橡胶制成

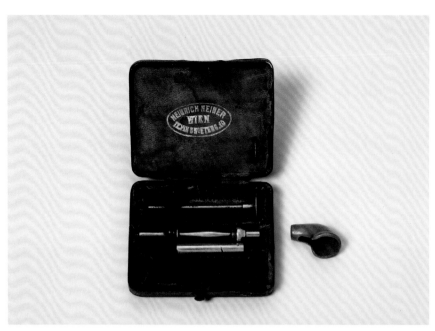

费城鼓膜模型

1876年Adam Politzer为费城世界博览会上制作了塑料鼓膜模型，这些模型引起了参观者极大兴趣。左图：正常鼓膜；右图：穿孔鼓膜

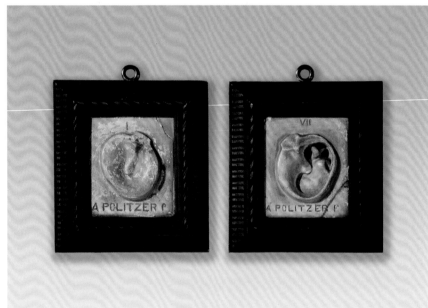

Politizer的著作：耳科学历史

退休后，Politzer集中而系统地研究了耳科学从上古时期至20世纪初的历史。Adam Politzer: Geschichte der Ohrenheilkunde, 2 volumes, Stuttgart 1907–1913

1900—1950年

斯德哥尔摩Carl Olof Nylen是第一位认识到在耳科手术中需要增加放大效果和利用视觉工具的学者。他首次使用由Brinell-Leitz工厂制造的单目显微镜（很快被工程师N. Persson发明的另一种单目显微镜所取代）。数月之后（1922年），Zeiss工厂制造的双目显微镜（放大6~10倍）取代了单目显微镜，它完全适用于Nylen同事Gunnar Holmgren进行的开窗手术。

最初的显微镜存在一系列技术问题：视野局限（6~12mm），操作距离短（只有7.5cm），不稳定，可操作性差（支持和固定系统过于庞大），照明效果不佳（同轴折射）。1922—1953年不同耳科医生发明了20余种单目或双目显微镜，但都是仅在部分细节有所改进（特别是在操作距离上），并无一种完全胜出者。

耳科手术最新进展是对耳硬化症实施开窗手术。耳硬化症是一种镫骨活动受限疾病，1910年澳大利亚耳科学家Robert Barany首次提出外半规管开窗治疗耳硬化症。手术目的是在迷路囊（外半规管）进行人工开窗，从而使声音可以传递至内耳。1924年法国科尔马的Maurice Sourdille也进行了类似的尝试。1929年他发明了外半规管二期开窗法。1939年，纽约Julius Lempert将Sourdille的开窗术改为一期完成，并成为此领域佼佼者。令人不可思议的是，Sourdille和Lempert更喜欢双目眼科放大镜而不是显微镜（Lempert认为显微镜"只能使东西变大，但不能更清晰"）。

1952年，纽约的Samuel Rosen医生意外地发现撼动患者的镫骨可改善听力。随后，镫骨撼动术因易操作、风险小而迅速取代了镫骨开窗术。但是数年后由于撼动的镫骨会再次固定导致术后听力下降，这一术式逐渐被淘汰。

这一时期末的里程碑是抗生素（链霉素和青霉素）的发现，显著降低了耳部手术后居高不下的感染率。耳部手术的目的依然是去除病变，但是镫骨开窗术引进了耳部功能手术的新概念。

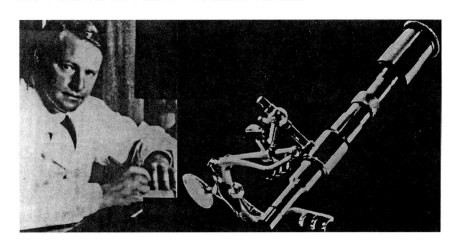

35

Brinell-Leitz单目显微镜
自1921年起年轻的瑞典耳科医生Carl Olof Nylen开始使用由Brinell-Leitz公司制造的适合手术操作的改良显微镜

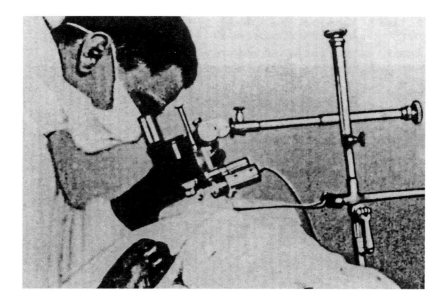

Zeiss双目显微镜
自1922年开始瑞典耳科医生
Gunnar Holmgren（1875—1954
年）（Nylens的上级）使用Zeiss
双目显微镜进行外半规管开窗来
治疗耳硬化症，因此他被认为是
耳显微外科手术的先驱

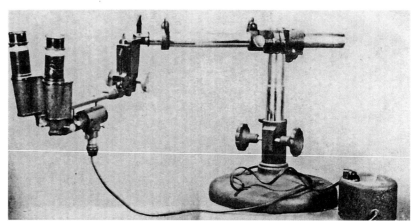

手术显微镜的进一步发展
1939年起芝加哥的Georges Elmer
Shambaugh使用Leitz解剖显微镜
对耳硬化症患者进行开窗手术

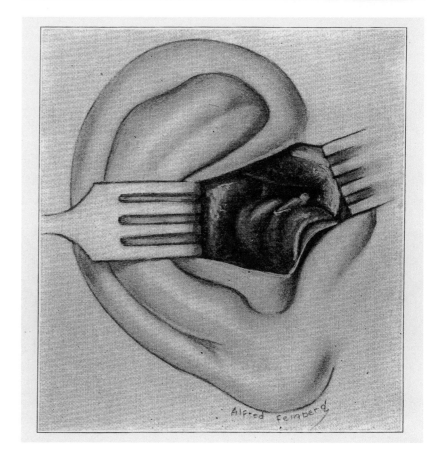

Lempert镫骨开窗术
1939年纽约的Julius Lempert
（1890—1968年）发明了一期镫骨
开窗。他依然偏爱放大镜，拒绝
使用显微镜。Julius Lempert: in
Improvement of hearing in case
of otosclerosis, in: Archives
of otolaryngology, 28（1938），
p.42—97

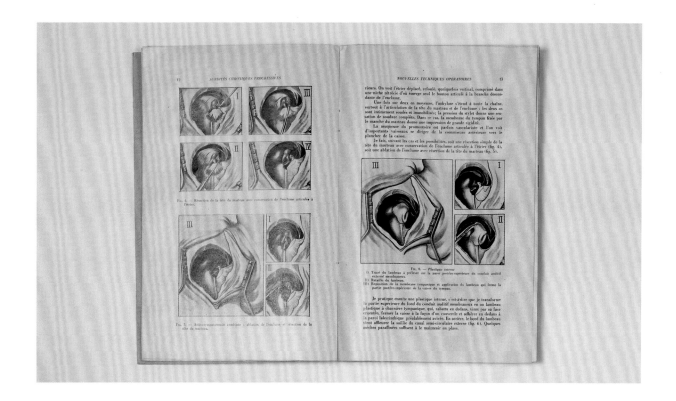

Sourdille开窗术

Maurice Sourdille (1885—1961
年) 是倡导开窗术治疗耳硬化症
的先驱。他的技术包括在外半规
管骨壁开窗，并用取自外耳道且
与鼓膜相连的皮瓣覆盖开窗处。
Maurice Sourdille: Thaitement
chirurgical de l'otospongiose,
Paris 1948

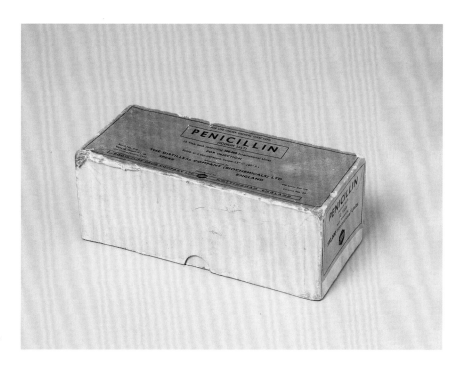

抗感染药物青霉素

第二次世界大战之后，青霉
素标志着耳科学和内科学的
巨大进步。抗生素可以有效
治疗耳部感染，并显著降低
手术风险。10瓶青霉素的药
盒，诺丁汉，1948

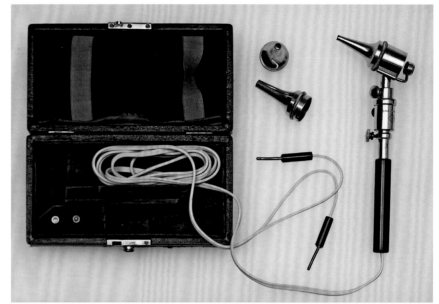

电耳镜
装有电阻器电缆手柄，带有三种窥耳器镜头、三个灯泡的箱子

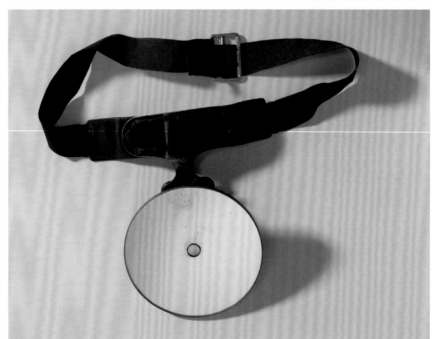

额镜
可调节头带，配有额垫及鼻垫，可以调节的松紧环。额镜，19世纪20年代

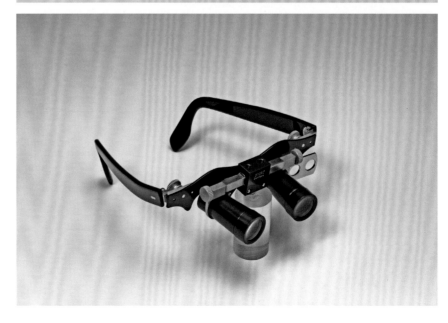

Lempert-Storz双目放大镜
1947年Kail Storz为Julius Lempert发明的放大镜，可以放大2.5倍，其光学校正和视野可以自行调整

OPMI 1型显微镜

  1951年Carl Zeiss公司光学部门主管Hans Littmann发明了一种能够满足颞骨及颅底手术操作所有需要的手术显微镜，这些特点包括：改善操作距离、共轴照明、方便调节放大倍数、可调节角度的双管、观察镜可以连接照相设备。该显微镜可以提供6~40倍放大及200~250mm焦距范围，被命名为OPMI 1型显微镜。1953年推向市场，成为耳部手术新纪元的转折点。

  OPMI 1型显微镜的发明带动了电动牙科钻在中耳手术中的广泛应用，从而取代了传统的凿子和锤子。第一代"耳科"电钻由皮带驱动，力量及速度都非常有限。最初电钻仅用于磨除皮质骨，较软的骨质用刮匙来清理，薄骨板则需要咬骨钳。使用电钻时需同时冲洗以散热、同时吸引以去除骨粉。

  当时最主要的问题是同时进行磨除、冲洗及吸引需要"三只手"。洛杉矶的William House发明了可单手操作的吸引-冲洗器，解决了这个难题，这项伟大的发明显著缩短了中耳手术的时间。

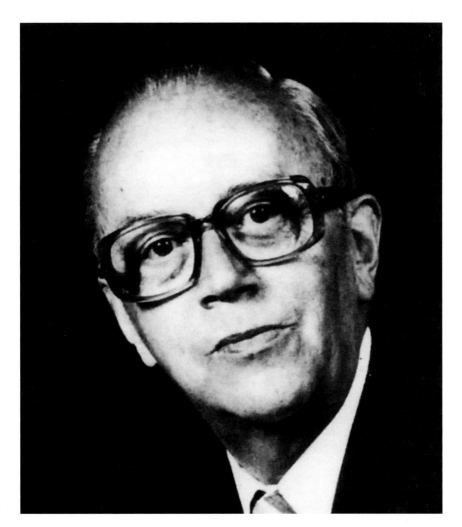

Hans Littmann（1907—1991年）

双目手术显微镜的发明开创了耳科手术的新纪元。OPMI 1的原型机是20世纪50年代早期在物理学家Hans Littmann的指导下由Carl Zeiss公司生产的

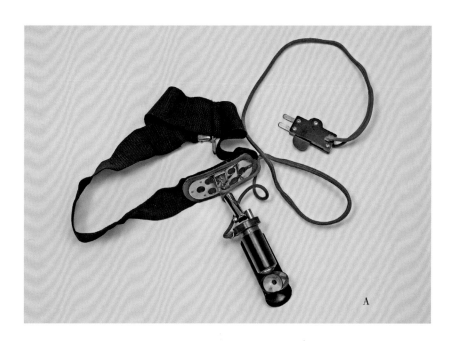

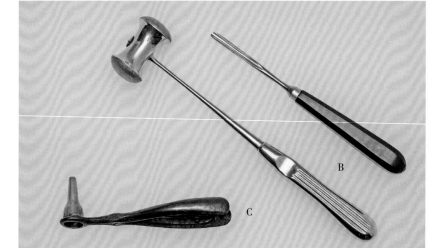

手术显微镜发明之前的中耳手术

额部电灯只能提供有限的照明范围。锤子和凿子切除骨质远较电钻困难。窥耳镜暴露中耳非常有限。Alfred Kirstein头灯（A），锤子和凿子（B），Wihelm Kramer窥耳镜（C）。20世纪早期

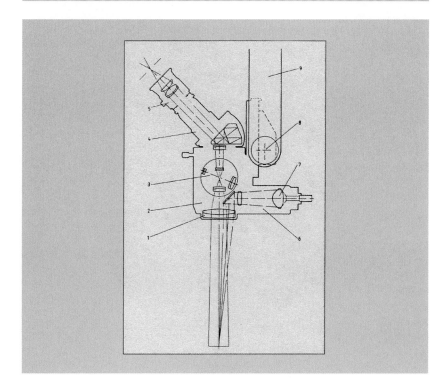

OPMI 1型显微镜示意图

Hans Littmann团队于1953年将OPMI 1型显微镜推向市场，在同年举行的阿姆斯特丹耳鼻咽喉年会展示，迅速被耳科学界广泛接受

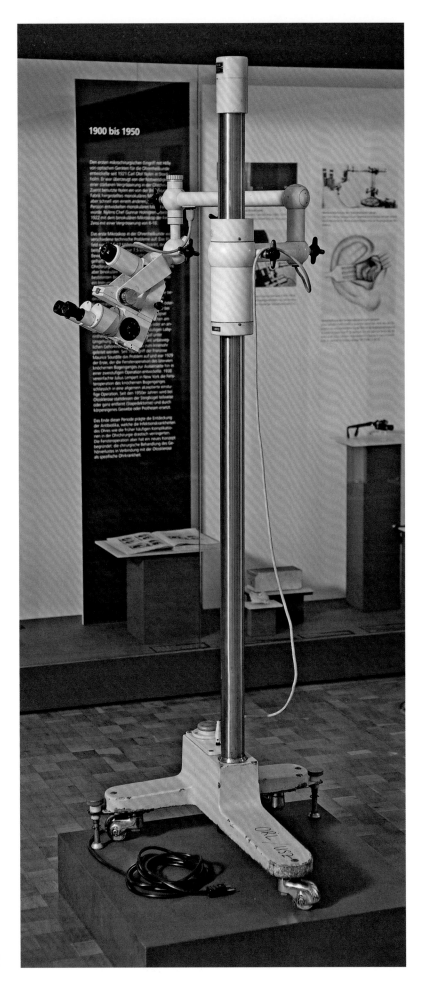

OPMI 1型手术显微镜

1953年出现的OPMI 1型显微镜不仅
是耳外科的革命，还对神经外科和
眼科产生了巨大的影响

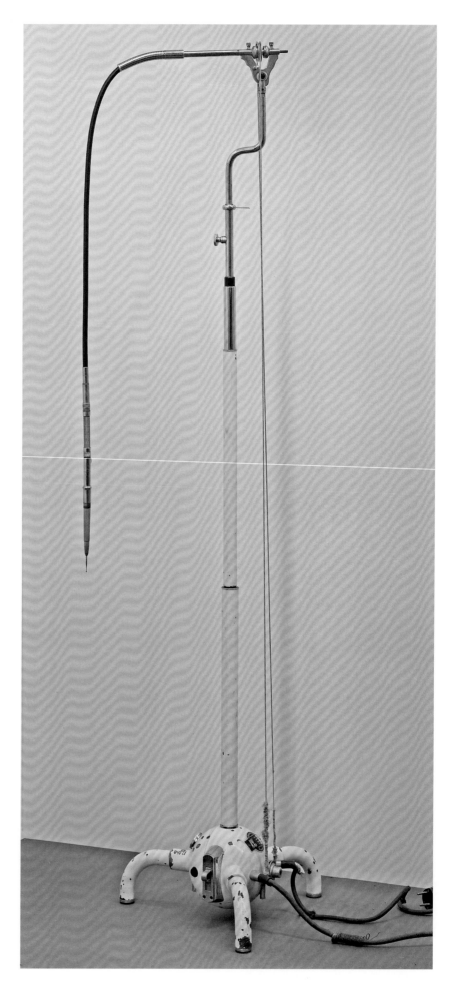

电动牙科钻
电动牙科钻在20世纪50年代早期就被应用于中耳手术。电钻及其配件，波兹坦，20世纪40年代

20世纪50年代

德国维尔兹堡（Wurzburg）Horst Wulllstein 和弗赖堡（Freiburg i. Br）Fritz Zollner共同参与了OPMI 1型显微镜的研制，被称之为鼓室成形术之父。1953年Horst Wullstein首次提出"鼓室成形术"这个术语，用来描述针对化脓性中耳炎导致的听力下降进行中耳听力重建手术。Wullstein提倡使用游离皮瓣重建鼓膜，并提出了著名的鼓室成形术五型分类方法。

1893年维也纳（Vienna）的Adam Politzer详细描述了镫骨固定这种疾病，并将其命名为"耳硬化症"。尝试镫骨撼动术和镫骨足板切除术的结果令人失望，有时不仅导致听力丧失，甚至危及生命。有鉴于此，1894年Politzer、Moure和Cozzolino指出耳硬化症不适合手术。因此，20世纪早期对于寻求通过手术改善听力的人们来说是一段不愉快的时光。20世纪20年代末至30年代，Gunnar Holmgren使用显微镜进行外半规管开窗来试图改善耳硬化症患者听力，然而由于再次骨化导致手术效果并不持久。

二战后不久，伴随着抗生素、无菌操作、可靠的麻醉技术以及手术显微镜的出现，迎来了显微外科的新纪元。1958年美国田纳西州孟菲斯市（Memphis，Tennessee）的John Shea发明了一种新的术式来治疗耳硬化症：完全切除固定的镫骨，使用静脉片封闭开放的卵圆窗，在移植物和砧骨豆状突之间置入一根聚乙烯管。这一术式获得巨大成功，术后患者基本恢复正常听力。

John Shea的术式被称作"镫骨切除术"，迅速成为全世界治疗耳硬化症的手术选择。波尔多（Bordeaux）的Michel Portmann和Gilbert Claverie（1957年）、苏黎世（Zurich）的Luzius Ruedi（1958年）分别对镫骨切除术进行了改良：将患者自身镫骨弓的一部分置入砧骨和移植物之间（避免植入异物）。1960年美国波士顿（Boston）的Hraold Schuknecht开创了镫骨手术的新篇章：在术中利用钢丝环和脂肪组织组装成假体，钢丝环将假体固定于砧骨，从而增加了假体的稳定性。

镫骨手术的另一项创新也是由Schuknecht发明：将镫骨足板部分切除，使其正好可以容纳直径0.6mm的聚四氟乙烯活塞。这项技术迅速普及全世界，Dietrich Plester、Tubingen和其他人又分别对此术式进行了改良。

1962年比利时安特卫普（Antwerpen，Belgium）的Jean Marquet提出"标准孔"：在镫骨足板局限开窗以便假体（直径0.6mm的钢丝-聚四氟乙烯活塞）进入卵圆窗预定位置。1980年Ugo Fisch提出缩小开窗直径，并将这一术式命名为"镫骨造孔术"。这一技术改变了传统镫骨手术的步骤（在切除镫骨弓之前放入并固定直径0.4mm的聚四氟乙烯-铂假体）。

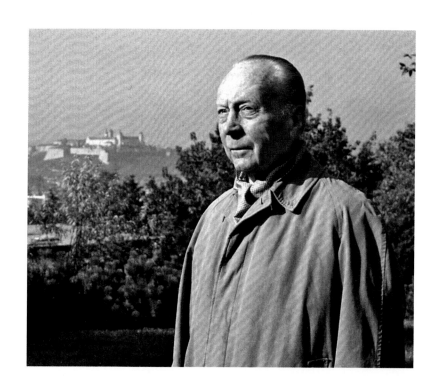

Horst Ludwig Wullstein （1906—
1987年）

德国维尔兹堡大学医院耳鼻喉科主
任、教授。中耳显微手术（鼓室成
形术）先驱，1970年创立维尔兹堡
大学"头颈中心（Kopfzentrum）"

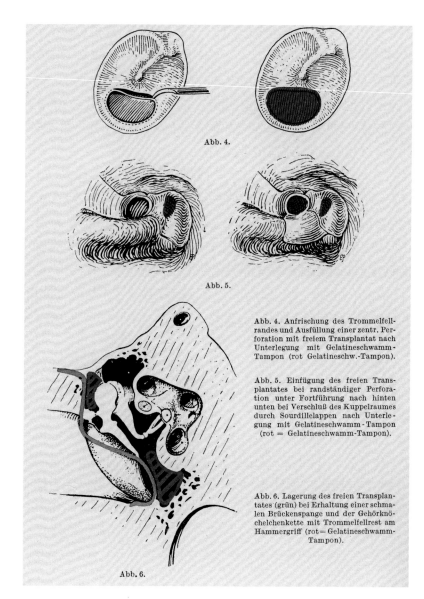

Abb. 4.

Abb. 5.

Abb. 6.

Horst Wullstein鼓室成形术

Wullstein在1952年提出了改善听力
的手术方式，并在一年后将其命名
为鼓室成形术。Horst L Wullstein:
Funktionelle Operationen im
Mittelohr mit Hilfe des freien
Spaltlappen-Transplantates, in:
Archiv fur Ohren-Nasen-und
Kehlkopfheilkunde 161 （1952），
S. 422-435

Abb. 4. Anfrischung des Trommelfell-
randes und Ausfüllung einer zentr. Per-
foration mit freiem Transplantat nach
Unterlegung mit Gelatineschwamm-
Tampon (rot Gelatineschw.-Tampon).

Abb. 5. Einfügung des freien Trans-
plantates bei randständiger Perfora-
tion unter Fortführung nach hinten
unten bei Verschluß des Kuppelraumes
durch Sourdillelappen nach Unterle-
gung mit Gelatineschwamm-Tampon
(rot = Gelatineschwamm-Tampon).

Abb. 6. Lagerung des freien Transplan-
tates (grün) bei Erhaltung einer schma-
len Brückenspange und der Gehörknö-
chelchenkette mit Trommelfellrest am
Hammergriff (rot = Gelatineschwamm-
Tampon).

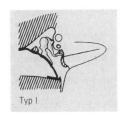 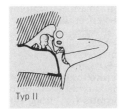 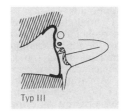 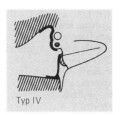 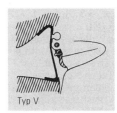

Typ I　　Typ II　　Typ III　　Typ IV　　Typ V

鼓室成形术五型（Wullstein）

Horst Wullstein将鼓室成形术分为以下五型：

一型：（鼓膜成形术）用皮肤移植物修补鼓膜穿孔

二型：使用骨或软骨移植物重建听骨链

三型：直接将鼓膜附于镫骨或在其间放入同种异体砧骨（小柱效应）来传导声波

四型：旷置残存听骨链，声波直接传递至卵圆窗，保护圆窗并减少中耳腔容积

五型：外半规管开窗并封闭卵圆窗（如今已被镫骨切除术取代）

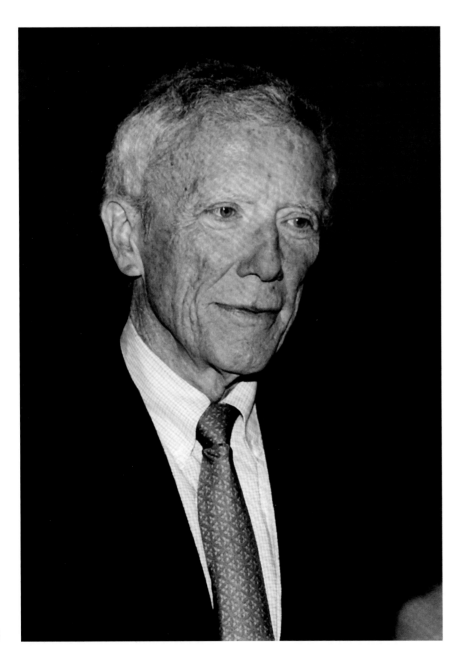

John J. Shea（生于1924年）

Shea是孟菲斯市田纳西大学耳鼻喉科教授。1956年他首次完成了镫骨切除术，其后共完成近40000例镫骨切除手术，90%患者术后听力得到改善

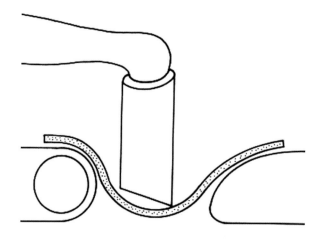

Shea镫骨切除术
在砧骨和静脉片之间置入聚乙烯管

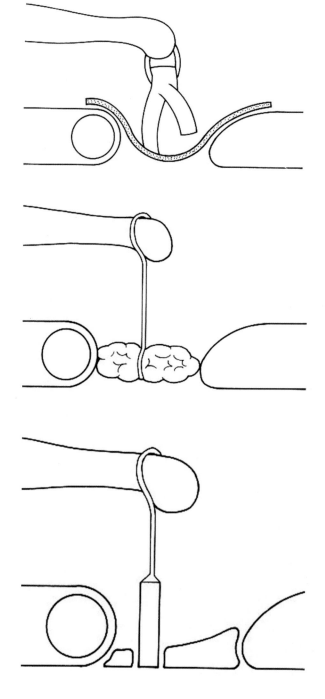

Portmann和Ruedi改良镫骨切除术
波尔多的Michel Portmann和Gilbert
Claverie以及苏黎世的Luzius Ruedi对
镫骨切除术进行了改良：将患者自身
镫骨弓的一部分置入砧骨和移植物之
间，这一技术避免了植入异物

Schuknecht镫骨切除术假体
波士顿的Harold Schuknecht改进了
镫骨假体的材料及设计：不锈钢－脂
肪组织假体（上图）以及聚四氟乙
烯－环假体（下图）

20世纪60年代

　　美国洛杉矶（Los Angeles）的William House是第一个尝试超越中耳进行内听道手术的耳科学家，藉此他创立了现代颅底外科。他发明的显微外科技术为"经耳"切除内听道以及中颅窝、后颅窝肿瘤打开了大门。

　　听神经瘤是一种常见的、原发于内听道、扩展至后颅窝（桥小脑角）的良性肿瘤，1964年William House总结了经迷路入路切除听神经瘤的手术经验，并作为专题论著发表。通过这一技术，手术死亡率由20%~30%（使用神经外科术式）下降至2%以下。

　　苏黎世大学神经外科主任Hugo Krayenbuhl教授是享誉世界的专家，他被House的成果震惊，派遣耳鼻喉科住院总医师Ugo Fisch去洛杉矶向William House学习这项新技术。同时，认识到显微镜在神经外科手术中的应用价值，Hugo Krayenbuhl教授还派遣神经外科住院总医师M. Gazi Yasargil去美国佛蒙特州向M. R. Peardon Donaghy教授学习显微血管外科的新技术。

　　学成回国，Ugo Fisch和Gazi Yasargil开展了学科间的合作，并最终创立了世界级的颅底显微外科中心。这一革新被记载于Yasargi 1969年出版的《神经外科显微手术》（*Microsurgery applied to Neurosurgery*）一书中。此书包括Ugo Fisch撰写的《耳神经外科手术》一章，这是他首次描述经颞骨、迷路上入路进行内听道手术，包括解剖第七、八对颅神经。

　　1970年Luzius Ruedi教授退休后，Ugo Fisch成为苏黎世大学医院耳鼻喉科主任。自那时起，他集中精力拓展在美国学习的外科理念，开创了7种切除侧颅底病变的新术式，打破了以往的手术禁区。

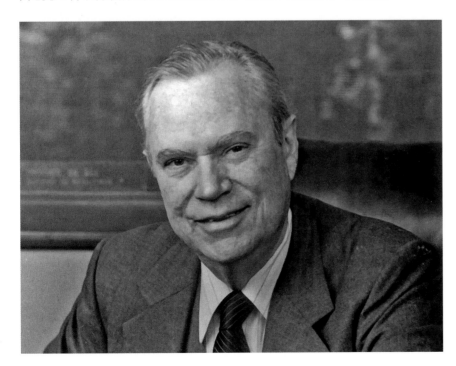

William House（生于1923年）
洛杉矶南加州大学耳鼻喉科教授，耳科和侧颅底显微外科先驱。于1969年在洛杉矶创建了House耳科，是人工耳蜗植入治疗感音神经性聋先驱

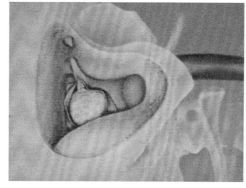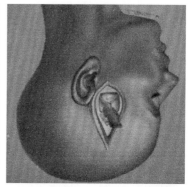

William House内听道手术入路

美国耳科学家William House
在洛杉矶（1961—1964年）
开创了新的内听道显微外科
入路：通过乳突和迷路的经
迷路入路（左图）和经颅底
的中颅窝入路（右图）

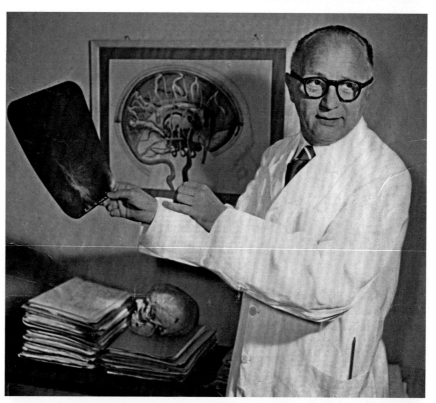

**Hugo Krayenbuhl（1902—
1985年）**

苏黎世大学医院神经外科主
任Hugo Krayenbuhl敏锐地
洞察出显微外科技术的巨大
潜力，因此派遣两位住院总
医师：神经外科医生M. Gazi
Yasargil和耳科医生Ugo Fisch
赴美国学习这项新技术

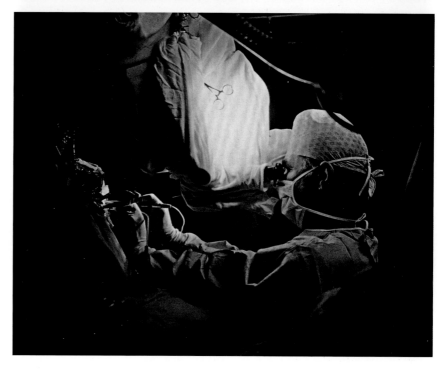

**Mahmut Gazi Yasargil（生
于1925年）**

苏黎世大学医院神经外科主
任M. Gazi Yasargil是Hugo
Krayenbuhl的学生和继承
者，他在神经外科领域大力
推广并发展了显微外科的仪
器设备和手术技术

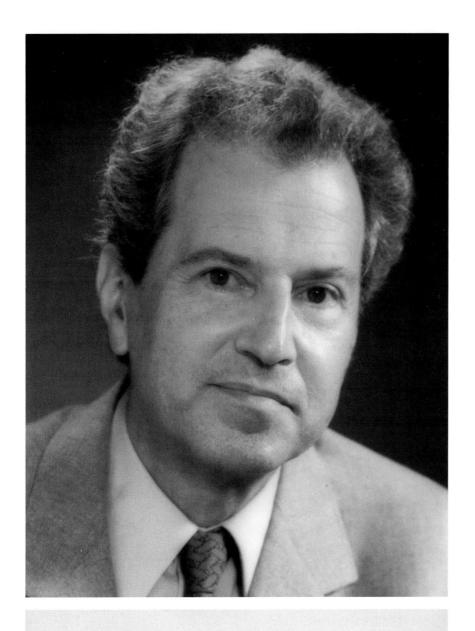

Ugo P. Fisch（生于1931年）
苏黎世大学医院耳鼻喉科主
任，是Luzius Ruedi学生和
继承者，曾师从于洛杉矶的
William House学习颅底显微
外科技术。20世纪70~80年
代，M. Gazi Yasargil和Ugo
Fisch亲密合作在苏黎世建成
世界著名的耳与颅底显微外
科中心

CHAPTER 8

Oto-Neurosurgical Operations

Transtemporal Extralabyrinthine Operations on the Internal Auditory Canal, the Eighth and the Seventh Cranial Nerves

The transtemporal Extralabyrinthine Approach to the Internal Auditory Canal

Exposure of the superior surface of the petrous pyramid by elevation of the temporal dura after removing the squamous part of the temporal bone has been carried out by otologists since the turn of the century. It has been used for the evacuation of purulent material from the apex of the petrous pyramid (Eagleton 1930, Hilgermann 1933, Streit 1938, Unterberger 1938), also in the operative treatment of otosclerosis (dural elevation over the tegmen tympani, Wittmaack 1933) and for the extrapyramidal fenestration of the superior semicircular canal (Wullstein 1952). By the same route the Glasgow surgeon Parry (1904) exposed the internal auditory canal in a patient with severe Menière's disease and sectioned the auditory nerve.

(Kurze, Doyle 1962). Its potential scope is still partly unexplored.

The principle of the transtemporal or middle cranial fossa approach to the internal auditory canal is illustrated diagrammatically in Fig. 127.

The internal auditory meatus is exposed through the bone after a temporal craniotomy and elevation of the dura from the floor of the middle cranial fossa. The technical details are illustrated in Fig. 128. The patient is placed supine with the head rotated. The surgeon is seated at the head of the operating table. The squamous temporal bone is exposed by a preauricular skin incision extending from the base of the zygomatic arch to the upper margin of the temporalis muscle (Fig. 128a). The squamous portion of the temporal bone is exposed through a cross incision of the temporalis muscle (Fig. 128b). A 4 × 3 cm craniotomy

《耳神经科学》显微外科介绍
通过向伯灵顿（Burlington）
佛蒙特大学神经外科医生R.
M. Peardon Donaghy学习，M.
Gazi Yasargil成为神经外科学
界显微外科技术最主要的推
广者之一。1969年他撰写了
第一部教科书《神经外科中
的显微技术》（Microsurgery
in Neurosurgery）。耳科学
家Ugo P. Fisch在Yasargil的
书中专门撰写了一个章节
来阐述他的经颞骨迷路外
径路暴露听神经及第Ⅷ、Ⅶ
对颅神经（195-210页）：
M. G. Yasargil: Microsurgery
applied to Neurosurgery,
Thieme Verlag, Stuttgart/
New York/London 1969

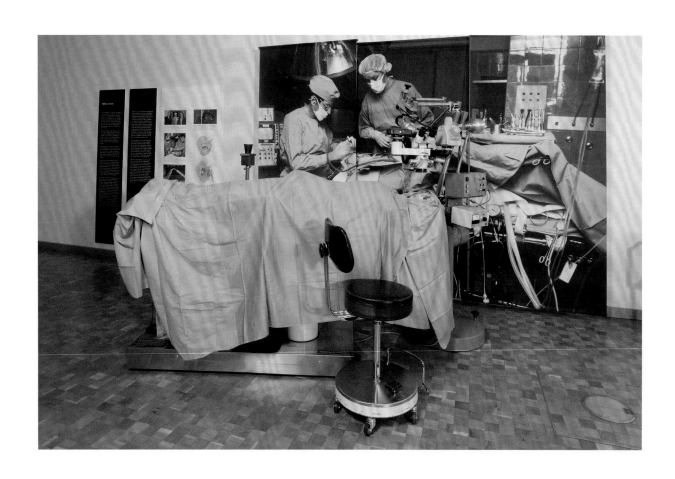

20世纪70~80年代的颅底显微外科手术

1970年苏黎世大学耳鼻喉科Ugo Fisch教授的手术室。

注意：①特制Contraves手术台，无论用操纵杆使患者倾向何种角度，都可以保持患者头部在一个固定的焦点；②无重量、平衡可调的Contraves显微镜臂；③Wild-Leica显微镜，配有观察镜和外接照相、摄像接头；④第一台适用于中耳及颅底手术的脚踏驱动的Bien-Air电钻；⑤横置于手术台之上的Contraves器械台，台面可调节，以利刷手护士使用；⑥电池驱动的Contraves手术椅。手术设备是专门针对Fisch教授的需要特殊定制，由以下公司提供：F. L. Fischer, Freiburg i. Br., K. Leibinger, Freiburg I. Br. 和Karl Storz

20世纪70年代

　　20世纪70年代，Ugo Fisch致力于拓展他在美国学习的手术理念，进而发明了一系列新的颅底手术入路。1988年Thieme出版公司（斯图加特/纽约）出版的《颅底显微手术》（*Microsurgery of the Skull Base*）详细介绍了这些手术的步骤。时至今日，此书仍被看做是侧颅底外科奠基著作。此书合作者Douglas Mattox 1986—1987年曾与Ugo Fisch共事，现为美国佐治亚州亚特兰大埃默里大学耳鼻喉科主任。

　　侧颅底显微手术的难题催生了特殊工具及设备。Contraves Oerlikon-Zurich公司能够提供一种可以移动的显微镜臂，它可以使术者在"失重"情况下移动显微镜头及其连接的数据线、照相接头、摄像接头等。Contraves公司还提供以下产品：①可以在体位变动时保持患者头部位置固定的手术台；②脚控电动调节高度的手术椅。

　　瑞士赫尔布格（Heerbrugg）的Wild-Leica公司提供具有良好光学效果的显微镜头以及氙气照明设备，能够显示湿骨微小颜色改变，以利于术中鉴别被骨质外壳包裹的重要结构（轮廓化），提高手术安全性。Bien-Air手术器械公司制造了第一台带脚踏的耳鼻喉科专用电钻，转速可控制于20~40000转/分，特别适合颅底操作。

　　特殊显微器械由以下公司提供：德国弗赖堡（Freiburg）的F. L. Fischer和K. Leibinger GmbH，图特林根的Karl Storz。1967年纽约西奈山（Mount Sinai）医院神经外科Leonard Malis教授发明了双极电凝，这使得术中能够精确止血，避免损伤周围组织。双极电凝迅速成为侧颅底外科手术基本工具之一。

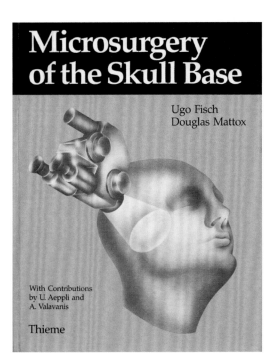

侧颅底外科标准参考书

Ugo Fisch, Douglas Mattox: Microsurgery of the Skull Base, with contributions by Ulrich Aeppli and Anton Valavanis, Thieme Publisher, Stuttgart/New York 1988

Ugo Fisch的侧颅底入路

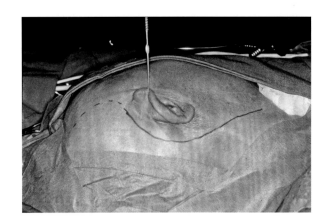

手术患者准备

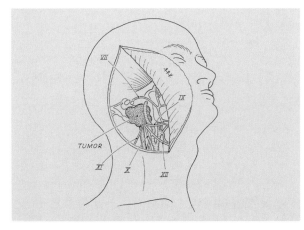

颞下窝入路A型

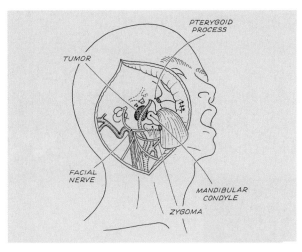

颞下窝入路B型

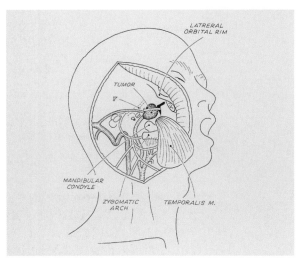

颞下窝入路C型

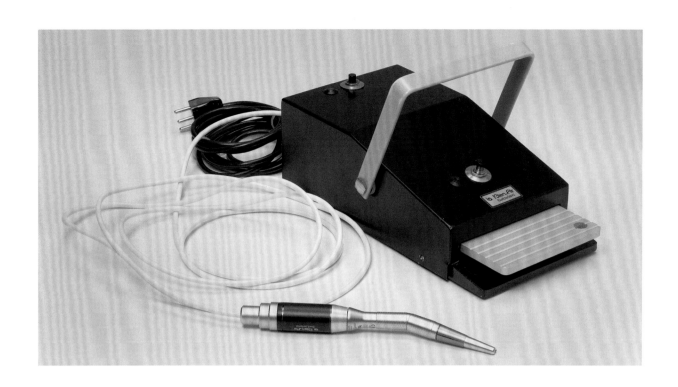

带手柄及脚踏的耳鼻喉科电钻

1976年瑞士比尔（Biel）Bien-Air公司根据Ugo Fisch建议特制此种电钻

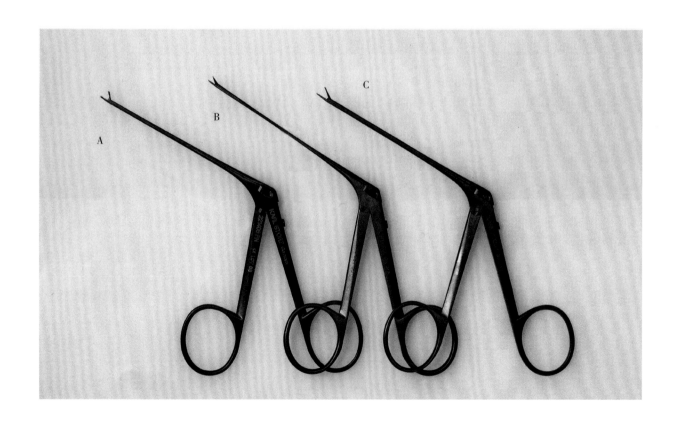

Fisch使用的"黑色"超精细手术器械

随着手术显微镜的使用，中耳及侧颅底手术使用的器械需要更加精细化。根据Ugo Fisch的特殊定制，德国图特林根的
Karl Storz公司重新生产了超精细的手术器械：A. 显微活检钳（宽0.6mm）；B. 显微剪（剪切长度0.2mm）；C. 显微钳
（宽0.4mm）。这些器械现在也是市面上最精细的产品。它们可以保证完成面神经及镫骨精细操作，对于重建听骨链也
53 是不可或缺。它们的长度是8cm，黑色的外观是为了避免显微镜下反光而在表面覆盖了氮化钛涂层

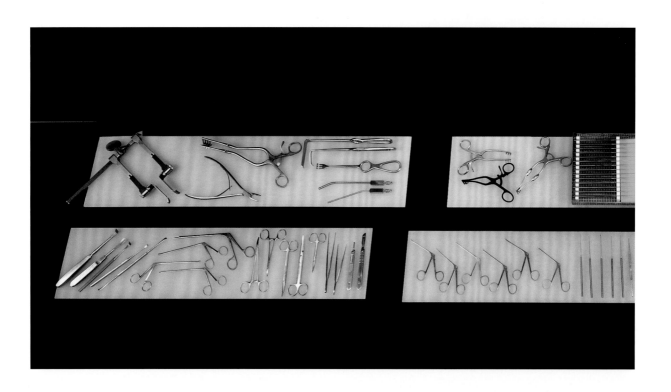

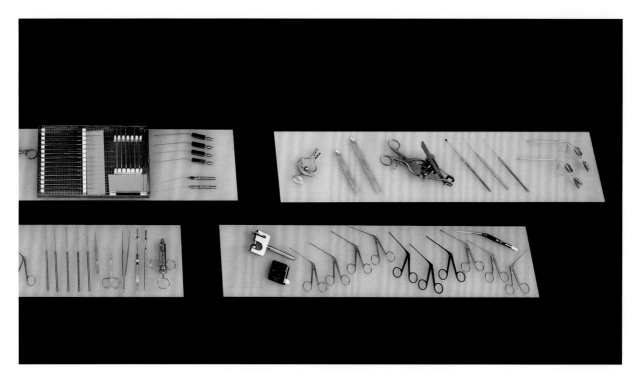

20世纪70年代手术器械
这些器械是专为中耳及颅底显微手术而特殊设计的。

上图：不同的牵开器、骨膜剥离器以及不同长度、尖端、角度的显微钳。

下图：专为消毒精细显微器械设计的器械架、中颅窝硬脑膜牵开器、吸引/冲洗器头、防磁显微镊、显微剪、显微钳。能够对纤细脑血管进行止血而不损伤周围组织的带有角度的双极电凝。

制作公司：F. L. Fischer, Freiburg i. Br., K. Leibinger, Freiburg i. Br. (Germany), Meditron AG, Krens-Lucerne (Switzerland) and Karl Storz, Tuttlingen (Germany)

放射学与神经放射学

放射学起源于1895年德国维尔兹堡（Wurzburg）的物理学家 Wilhelm Conrad Rontgen发现X射线。在传统放射学时代， Hendrik Willem Stenvers、Authur Schuller等设计了一些特殊的拍摄体位以便更清楚地显示颞骨（特别是中耳腔及乳突周围结构）的影像。

放射学迅速成为评估急性和慢性耳部疾病的基本手段。William House针对内听道的开创性工作促使洛杉矶的放射学家A. Scanlon在1964年发明了管–池成像技术，配合造影剂来显示桥小脑角结构。1972年CT的发明和1982年MRI的发明彻底改变了颅底显微外科的发展，促使其迅速成熟。

颅底相关研究的日益深入，使得诊断和介入神经放射学成为放射学一个特殊的分支。1975年，苏黎世大学医院放射学研究所主任Josef Wellauer教授指派年轻的放射学家Anton Valavanis来负责神经放射学相关的工作。Valavanis在1985年成为独立出来的神经放射学研究所教授及主任。

通过与M. Gazi Yasargil和Ugo Fisch的亲密合作，Anton Valavanis发明了许多重要的检查及介入手段（比如血管造影、血管栓塞、颈内动脉临时或永久栓塞等），对于颅底血管病变（比如颞骨副神经节瘤，青少年鼻咽纤维血管瘤）和恶性肿瘤（鼻咽部和颞下窝的腺样囊腺癌和鳞癌）的诊断及治疗至关重要。

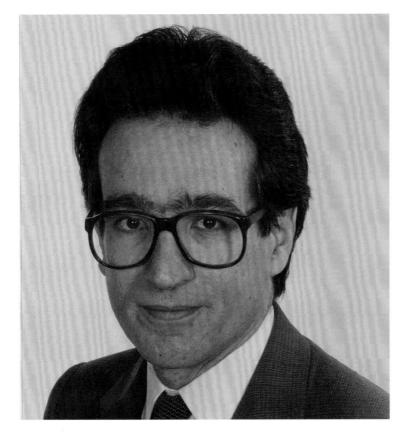

Anton Valavanis（生于1952年）
苏黎世大学神经放射学研究所教授、主任。Valavanis对于现代侧颅底显微外科的发展做出了卓越的贡献

术前血管造影并对肿瘤同侧颈内动脉进行临时栓塞

在手术需要阻断颈内动脉之前需要先评估对侧侧支循环是否能有效代偿

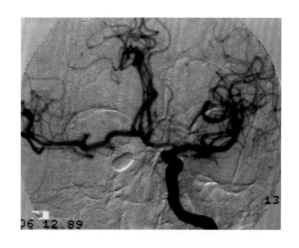

颈内动脉（大脑主要供血动脉之一）永久性球囊栓塞

当肿瘤累及颈内动脉壁时，进行此项操作可以避免切除肿瘤时造成危及生命的大出血

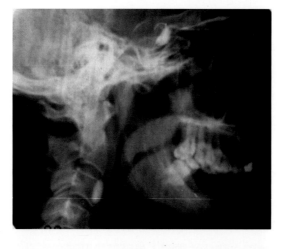

术前MRI

MRI显示颈内动脉（大脑四条主要供血动脉之一）存在动脉瘤（病理性扩张，标*处），这是由于肿瘤（颞骨副神经节瘤）包绕和侵犯造成的。这位47岁的患者曾做过手术和放疗

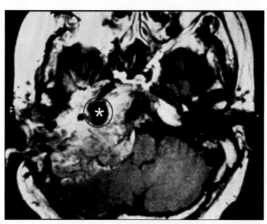

术后MRI

上图同一位患者。MRI扫描显示，在对颈内动脉永久性栓塞后，经颞下窝C型入路将肿瘤彻底切除

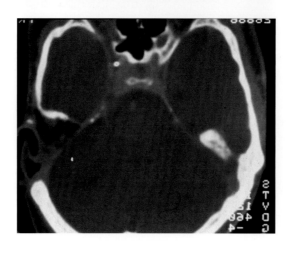

1980年至今

在Ugo Fisch主导和William House参与下，第一届欧洲内听道显微外科年会于1970年在苏黎世召开。当时与会的著名专家有德国维尔兹堡（Wurzburg）的Horst Wullstein，图宾根（Tubingen）的Dietrich Plester和哥廷根（Gottingen）的Adolph Miehlke。此后，该年会每两年在苏黎世召开一次。1988年第一届国际颅底显微外科大会在苏黎世召开，与此同时，Ugo Fisch、M. Gazi Yasargil和Anton Valavanis组建了国际颅底协会。

年复一年世界各地的耳科医生纷纷前往苏黎世大学医院耳鼻喉科学习中耳和颅底显微外科手术的基本技术，他们中许多人都成为当地耳鼻喉科的主任。

1998年FIsch国际显微外科基金会（Fisch International Microsurgery Foundation，FIMF）在苏黎世成立，其目的在于促进世界各地颅底外科中心之间的信息交流，组织每年培训班和提供在苏黎世三个月的助学金。目前，每年的解剖学习班在苏黎世大学解剖学系举行（FIMF homepage：WWW.fimf.ch）。

颅底外科不仅打破了以往的手术禁区，同时也普及了这一复杂区域内的解剖结构知识，从而使外科医生熟悉这些以往认为难以安全暴露的结构（如面神经、供应脑部的大动脉及静脉）。

颅底显微外科也改变和拓展了中耳手术，能够处理更加复杂的耳部病变，并同时保存及重建听力。

颅底外科器械改进也带来了镫骨假体专用的测量及塑形模具，使之长度能够精确到十分之一毫米，这也改善了中耳显微外科手术的预后。

1980年Ugo Fisch提出了"镫骨足板造孔术（stapedotomy）"，即在镫骨足板制造一个小孔来取代以往完全切除镫骨足板和镫骨弓的"镫骨切除术（stapedectomy）"。同时他还提出改变经典镫骨切除术手术步骤，即在切除镫骨弓"之前"先在镫骨打孔并将假体挂在砧骨上，而传统手术是先切除镫骨足板而后放置假体。这一技术显著降低了术中发生内耳损伤的风险。

随着新的显微外科技术获得的解剖知识也改变了乳突的手术。传统的"乳突根治术"是一种有限的操作，保持外耳道和上鼓室听骨链完整。结果是这种不彻底的手术后往往伴有常年不干耳。新的手术技术被称作"开放式乳突-上鼓室根治术"，要求尽可能大范围的骨质切除，这样术后超过90%的患者可以彻底切除病变并保持干耳。

借助于颅底外科技术的发展，1973年William House在洛杉矶提

出将电极植入耳蜗使聋耳恢复听力（人工耳蜗植入）。1980年Ugo

Fisch简化了这一操作，采用耳后小切口在骨膜下形成囊袋以植入设备，这一技术至今仍在广泛使用。同时他第一个提出对于电极植入暴露区域出现硬脑膜破裂的患者进行岩骨次全切除术。颅底外科手术中获得的经验也影响了中耳植入手术，世界第一例中耳振动声桥植入术于1997年9月由Ugo Fisch在苏黎世完成。

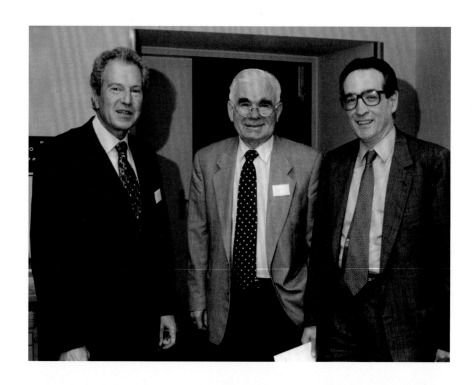

苏黎世颅底外科先驱
Ugo Fisch，M. Gazi Yasargil 和Anton Valavanis于1988年在苏黎世第一届颅底显微外科大会上成立了国际颅底协会

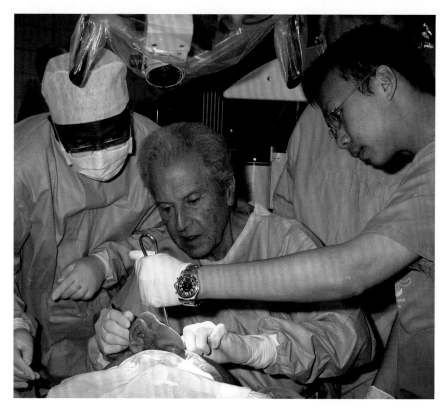

苏黎世颅底显微外科学习班
30余年来Ugo Fisch每年都在苏黎世大学解剖学系举办国际中耳及颅底显微外科学习班，意在传播他发明的新技术

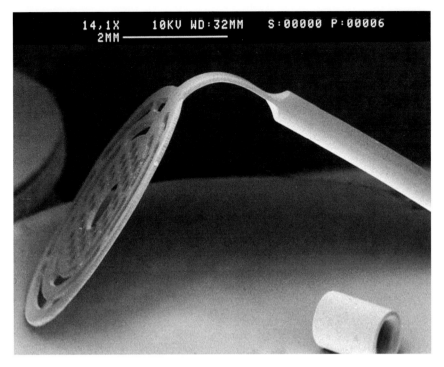

Fisch发明的钛制听骨假体
1994年Ugo Fisch发明了这种用来替代全听骨链进行重建的钛制假体，并于1996年首次植入

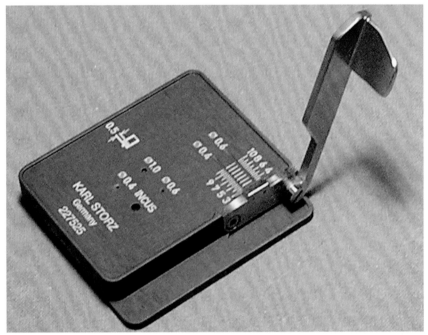

Fisch钛制假体的切割台
这一工具能够将Fisch钛制假体的长度精确到十分之一毫米

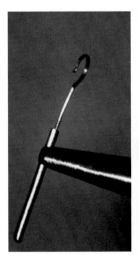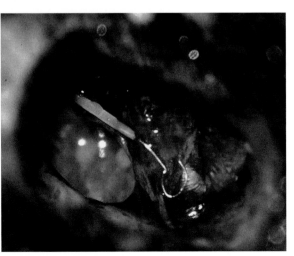

钛制镫骨活塞假体
Fisch钛制镫骨假体（左图）用来替代之前锤-镫骨开窗术后植入的已变形的白金聚四氟乙烯假体（右图）。锤-镫骨开窗术是Fisch在20世纪80年代后期发明的

开放式乳突-上鼓室根治术

中耳手术获益于开展侧颅底手术带来的新的解剖知识。经典的乳突根治术（A）只切除有限的骨质，现在扩展至切除乳突及上鼓室所有病变气房。新的术式被称作"开放式乳突-上鼓室根治术"（B）以区别于旧的、局限的"乳突根治术"

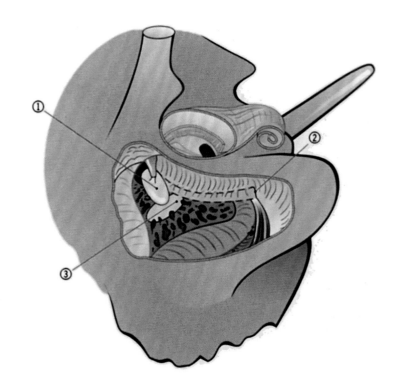

A

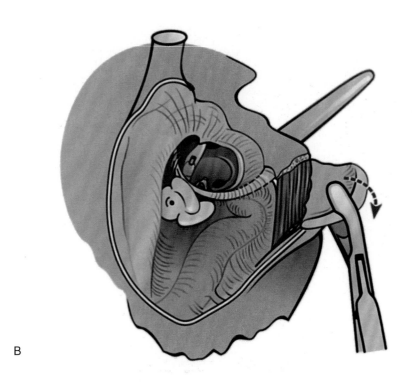

B

岩骨次全切除术并人工耳蜗植入术

当人工耳蜗植入出现以下情况时需要先行岩骨次全切除术（完全切除颞骨内所有气房）：①硬脑膜破裂造成脑脊液漏；②中耳及乳突腔太狭窄。由于岩骨次全切除术中咽鼓管和外耳道被封闭，利用腹部脂肪填塞术腔，可以避免术后发生脑膜炎。

术后CT扫描：冠状位（A），轴位（B）

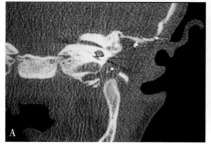

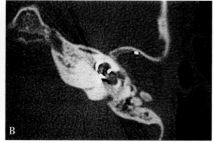

60

颞骨标本

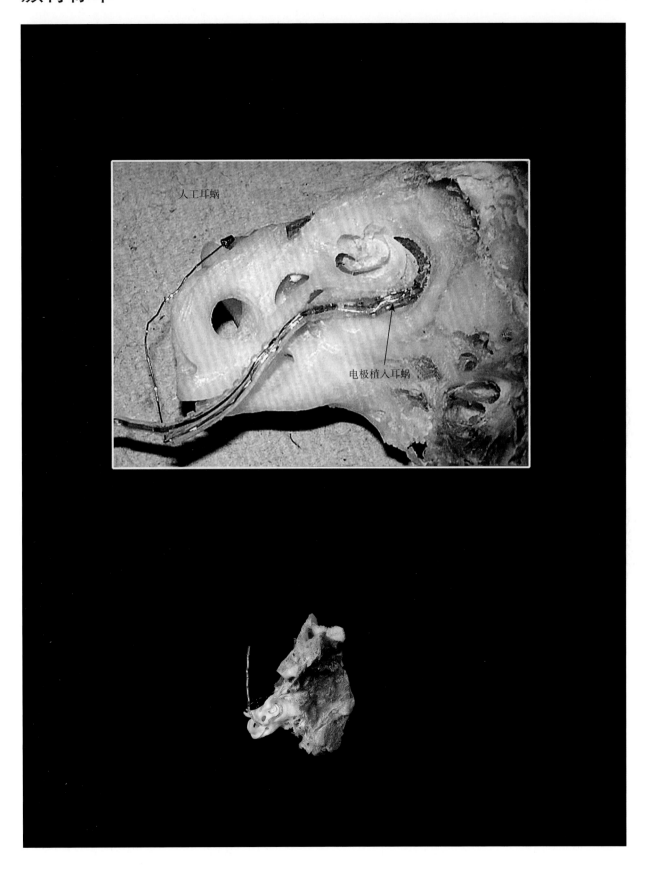

人工耳蜗
电极植入耳蜗

人工耳蜗是一种适用于听神经正常的耳聋患者的听觉装置。颞骨标本显示了电极通过圆窗植入耳蜗的基底转，这样可以对听神经产生电刺激。（哥伦比亚佩雷拉的Rodrigo Posada Trujillo医生的标本）

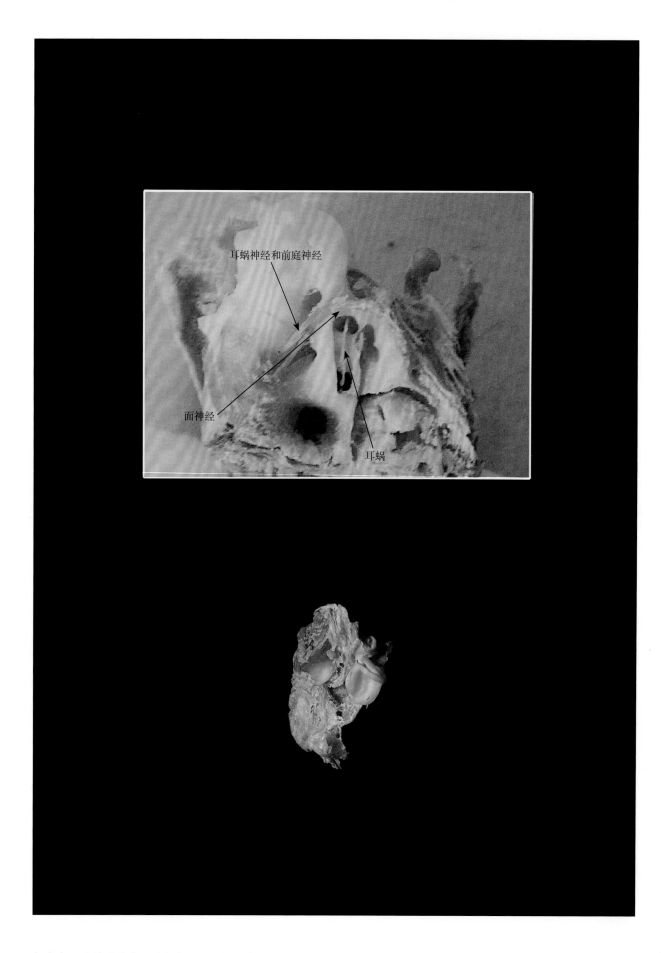

颅中窝入路暴露的内听道和内耳。耳蜗、前庭和面神经都能够很好地识别。为了更好观察已将耳蜗开放。（哥伦比亚佩雷拉的Rodrigo Posada Trujillo医生的标本）

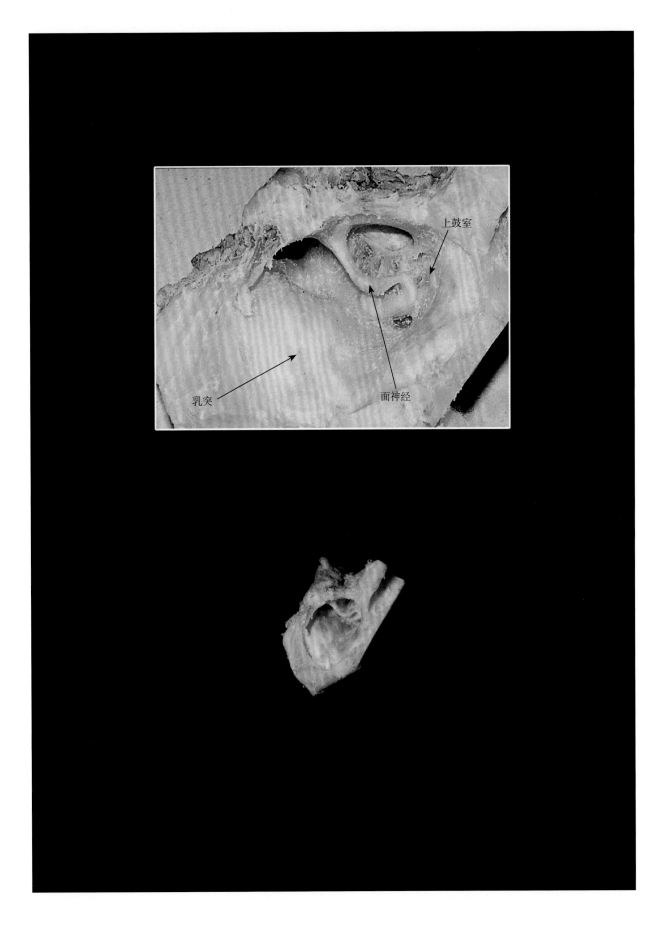

上鼓室

面神经

乳突

岩骨次全切除术是侧颅底外科的关键一步，完全切除颞骨内气房。咽鼓管和外耳道可能会被永久封闭，以避免来自鼻腔或外界的感染。标本显示空壳化的乳突和上鼓室，面神经依然被一层薄骨板所覆盖（轮廓化）。（哥伦比亚佩雷拉的Rodrigo Posada Trujillo医生的标本）

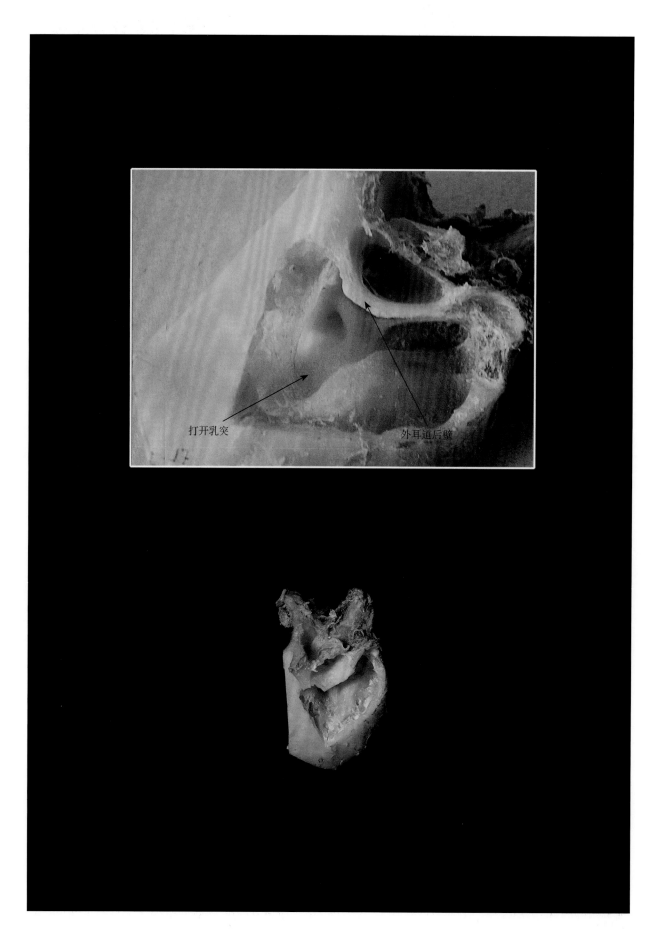

打开乳突   外耳道后壁

开放乳突同时保留外耳道后壁完整。乳突含气腔（气房）已被清除，完整保留半规管。这一术式被称作"闭合式"，与彻底切除外耳道后壁的"开放式"相对应。（哥伦比亚佩雷拉的Rodrigo Posada Trujillo医生的标本）

工业之重要性

1953年OPMI 1型手术显微镜的发明导致中耳显微手术发生了革命性的变化，再得益于抗生素的发现和麻醉技术的发展，听骨链重建、鼓膜成形手术成功率显著提高，进而迅速普及。

20世纪60年代早期，美国洛杉矶的William F. House尝试着突破中耳界限，将显微手术扩展至整个颞骨。通过与神经外科医生Ted Kurze合作，他发明了新的手术入路，用于切除桥脑小脑角最常见的肿瘤——听神经瘤，且无需移位大脑。William House的新术式显著降低了听神经瘤手术的死亡率，这促使当时世界著名的苏黎世神经外科医生Hugo Krayenbuhl教授派遣Ugo Fisch（Fisch当时是苏黎世大学医学院耳鼻喉科的住院总医师）去洛杉矶学习House的新技术。与此同时，神经外科医生Mahmut Gazi Yasargil被派往美国佛蒙特（Vermont）向L. Peardon Donaghy教授学习新的显微外科血管技术。自美国学成归来后，Fisch与Yasargil一起合作，开始进军充满魅力、危机四伏的颅底显微外科领域。

为了满足显微手术的要求，Fisch与Yasargil需要对现有设备、仪器做重大技术改进，包括显微镜的操作灵活性、光源质量、光学特性、电钻及其他设备的效率等。所有这些需求是成功开展颞骨及颅底手术的先决条件，而这些需求能得到满足得益于第二次世界大战后苏黎世周围的工业发展所形成的有利环境（他们有兴趣，也有能力完成这些挑战）。

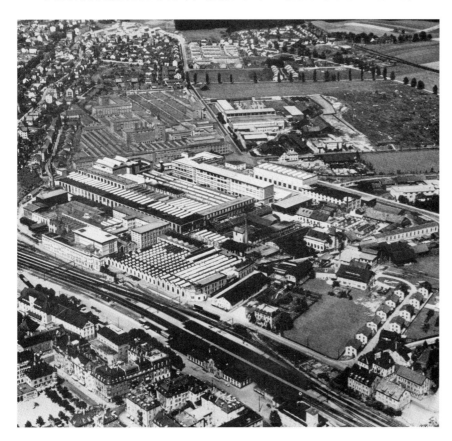

苏黎世厄利康-康特拉夫斯（Oerlikon Contraves）公司
Oerlikon Contraves工程公司医学部门拥有的机械制造能力使得他们能够满足颅底显微外科发展提出的技术需求

65

手术室设备

瑞士厄利康-康特拉夫斯（Oerlikon-Contraves）公司是一家创始于1906年的制造业公司，当时名为瑞士厄利康（Oerlikon）机床厂（WO）。公司总部位于厄利康（Oerlikon）镇（1934年并入苏黎世市）。1923年，该公司被德国马格德堡（Magdeburger）机床厂并购，并在1924年更名为厄利康（Oerlikon）机床厂。在20世纪20年代的经济大萧条时期，Emil Georg Buhrle博士发明了20mm厄利康（Oerlikon）榴弹炮，并在30年代早期成为公司的主打产品。该榴弹炮可作为反坦克炮，也可参与防空作战（这也是公司名称中"Contraves"的由来，因为它在拉丁文中是"射鸟"的意思）。Emil Georg Buhrle博士逐渐获得了公司绝大部分的股份，并于1936年完全掌控了公司。

1953年由卡尔-蔡司（Carl Zeiss）公司发明的OPMI 1型显微镜原本用于有限空间（如中耳）内的操作，因此其移动性较差，但完成侧颅底手术需要显微镜便于移动、且"失重"。为达到这一目标，Rudolf Heller领队的Contraves公司医学部技术人员花费大量时间在苏黎世大学医院耳鼻喉科手术室内观摩Ugo Fisch进行手术。最终，Contraves公司于1976年发明了NC1型显微镜臂。借助这一设备，术者可以轻松移动显微镜头以及与之相连的示教镜、摄影及摄像接口。这一设备对于颅底及颞骨手术的发展至关重要。

Oelikon-Contraves还按照Ugo Fisch的特殊要求发明了第一台耳鼻喉手术台，实现了术中旋转手术台时保持头部固定（而不是传统手术台的腹部）。这一发明可以达到无论体位如何变化术野固定不变的目的，节省了大量调整显微镜的时间。这种新型的Contraves-Fisch手术台成为1987年中国昆明与瑞士苏黎世缔结友好城市25周年展览中最吸引眼球的展品。Contraves公司还发明了一种可以利用气压调节高度的手术椅，大大方便了术者操控。Contraves公司的显微镜臂、手术台及手术椅符合人体工程学的要求，可以保证术者在长时间的手术操作过程中保持舒服的坐姿。

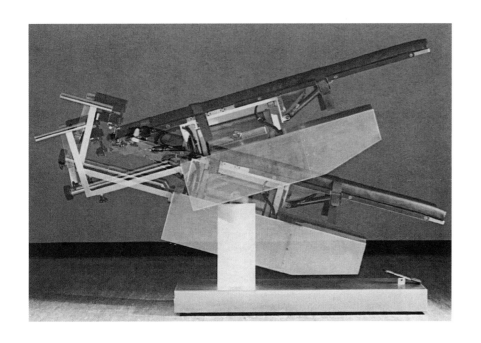

**手术台（Contraves公司，
1988年）**
苏黎世大学耳鼻喉科Ugo
Fisch使用的手术台，可以在
旋转患者身体时保持头部位
于固定的位置，因此可以在
不改变显微镜及术者位置的
前提下变换术野

手术室设备，1988年
Contraves公司在发明了显微镜臂和手
术台之后，还为医生提供了具有动力
驱动的手术椅以及为刷手护士提供双
托盘的器械台

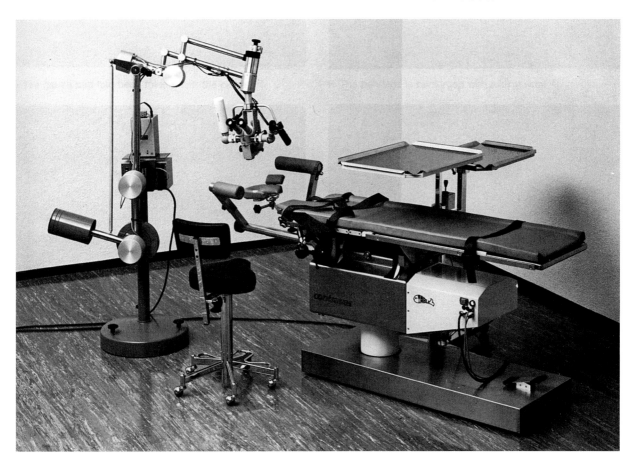

显微镜头

　　莱卡（Leica）显微系统在世界光学显微镜界享有卓越的声誉。这个公司是1997年恩斯特-莱茨（Ernst Leitz）在德国韦茨拉尔（Wetzlar）成立的Leitz公司拆分出的三个公司之一。2005年以后Leica显微系统属于美国丹纳赫（Danaher）集团。邻近瑞士圣加伦（St. Gallen）的莱茵（Rhine）河谷维尔德（Wild） Heerbrugg公司于1956年并入Leitz集团。

　　20世纪60年代，Leitz为苏黎世大学医院耳鼻喉科提供了一个专为颞骨及颅底操作设计的具备特殊光学特性和氙气照明系统的显微镜头。这个镜头的发明使得"轮廓化"技术的发展成为可能，而这一技术正是定位深藏于骨质内的一些重要结构（比如颈内动脉、乙状窦、颈静脉球和面神经）的基础。冲洗干净后，透过覆盖重要结构的最后一层骨壳可以清晰地观察这些结构。光线质量及光学性能对于利用颜色变化定位仍有骨质覆盖的结构至关重要。

　　Leica显微镜头以及相配套的Contraves-NC1型显微镜臂的发明，使得外科医生可以方便地使用手术显微镜，同时也可让刷手护士或医学生通过示教镜或显示屏全程观察术者的操作。此外，与显微镜头连接的摄像及摄影接头可以保存手术资料，从而有利于新手术技术的推广。

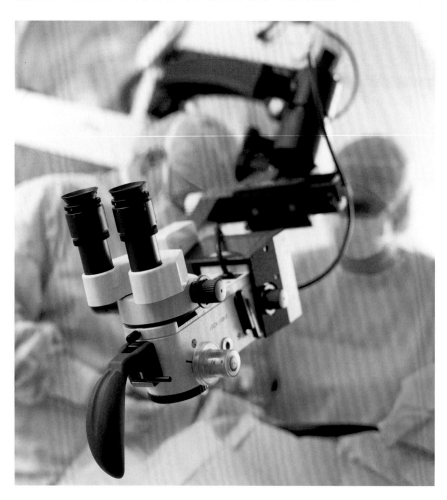

Leica M400
Leica M400手术显微镜头配有符合人体工学的手柄，可以迅速、精确定位。显微镜的长臂可以在患者和手术台之间提供广阔的自由操作空间

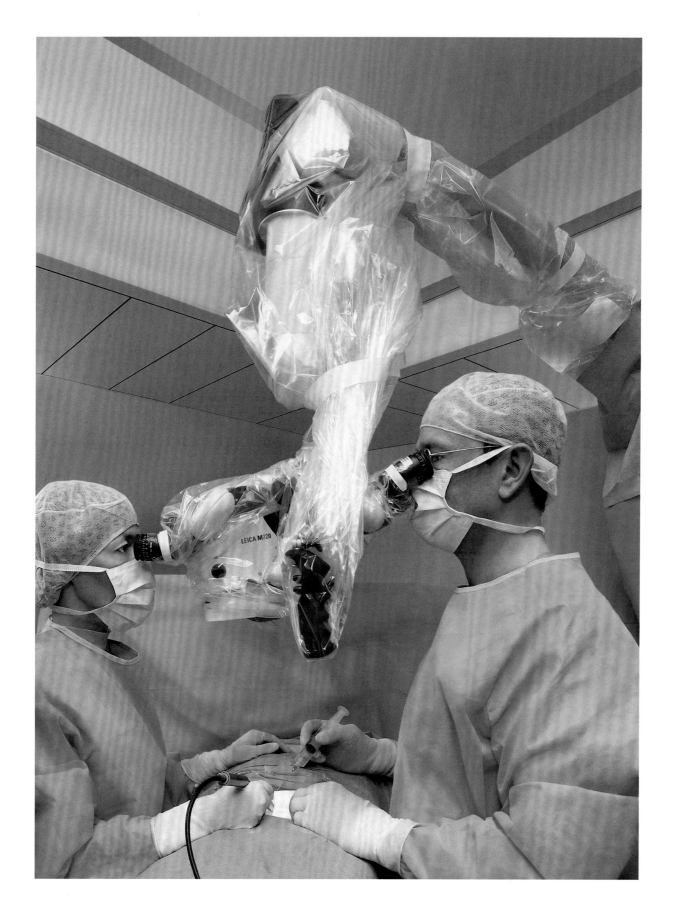

Leica M720
Leica M720手术显微镜配有
Leica 蝴蝶-双目镜头，可以
实现术者与助手的同步操作

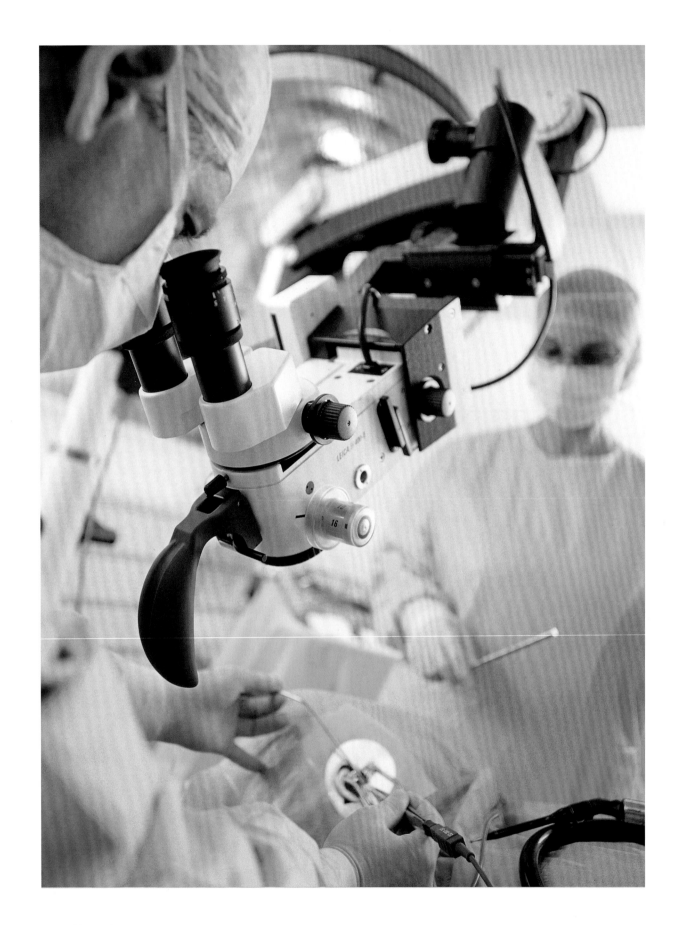

Leica M400-2

Leica M400-2手术显微镜具
有优雅的外形以及优良的光
学特性和卤素照明系统

电钻

　　"轮廓化"技术是颞骨及颅底显微外科的基本操作，要实现这一目标，需要使用合适的磨骨电钻。20世纪60年代使用的配有导线传动装置的牙科电钻并不适用于颞骨的高强度工作，因为颞骨是全身最硬的骨质。

　　David Mosimann是一名才华横溢的机械师，他于1959年在瑞士比尔（Biel）创立了彼岸（Bien-Air）公司，并迅速成为世界上为牙医及实验室发明、生产电钻最有名的公司。

　　20世纪70年代，Mosimann和他的团队为苏黎世大学医院的Ugo Fisch教授开展显微外科手术特别设计、制造了一款电钻。这是首次出现带有脚踏的电钻，于1970年上市，被命名为"Fisch电钻"。自此以后，Bien-Air公司发明了一系列电钻及其配套手柄，为现代耳科及颅底外科的发展做出了巨大的贡献。

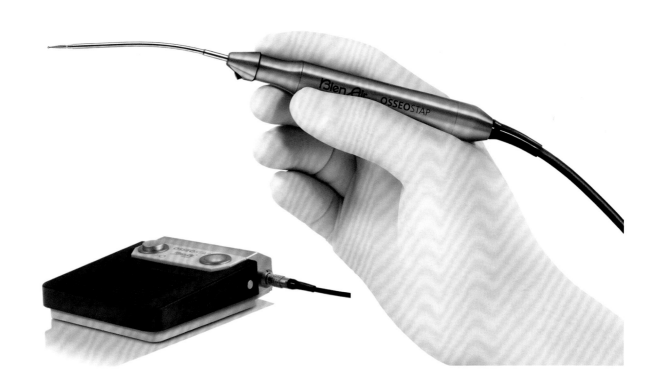

OSSEOSTAP微型电钻
OSSEOSTAP微型电钻是Bien-Air公司于2010年推出的新产品，适合在镫骨手术或其他听骨链成形手术中进行精确的磨骨操作

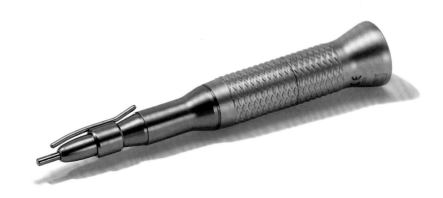

PMRM手柄

PMRM手柄是Bien-Air公司于
1993年推出的，适用于绝大
多数耳部及颅底显微手术中
的精细磨骨操作

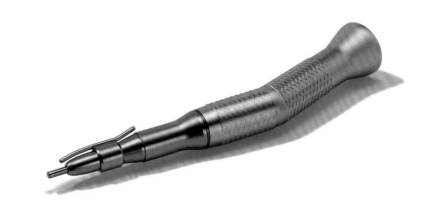

PMAM手柄

PMAM手柄也是Bien-Air公司
于1993年推出的，主要适用
于耳部及颅底显微手术

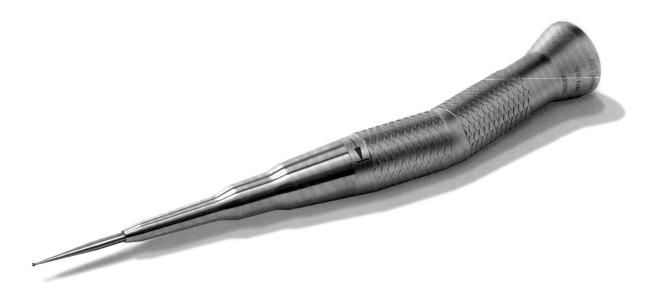

Fisch PM 精细手柄

这种带有角度的Fisch PM 精细
手柄是Bien-Air公司于2007年根
据Ugo Fisch进行中耳手术（特
别是镫骨开窗术）的特殊要求
而生产的

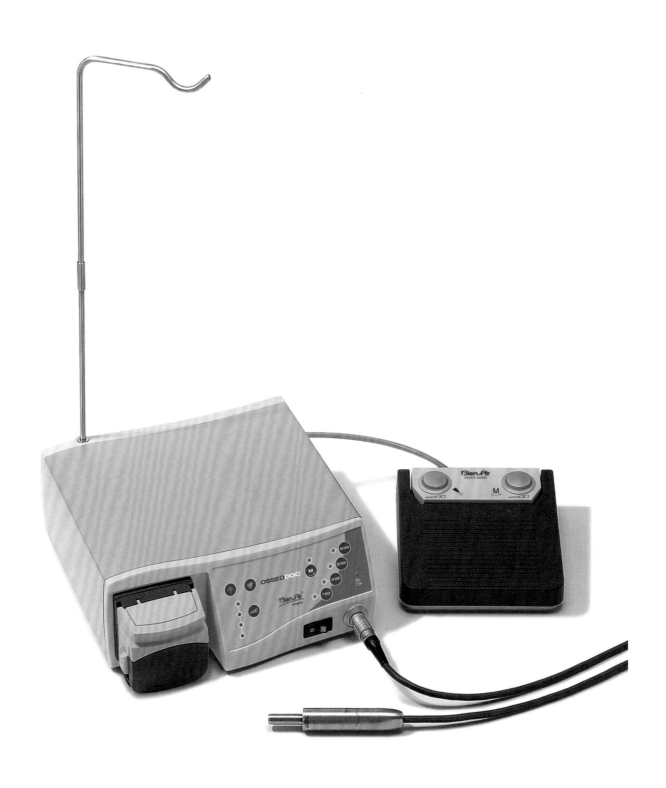

OSSEODOC电钻系统
OSSEODOC电钻系统是一种
进行小型骨质手术的台式设
备，由Bien-Air公司于2004
年推出

器械

随着手术显微镜和手术电钻的应用而发明的新手术方式，需要配套改进相应手术器械。Ugo Fisch教授所在的苏黎世大学耳鼻喉科在这方面具有得天独厚的地理优势，它邻近德国南部，众所周知这里长期以来就是世界闻名的制造业中心。1866年成立于弗赖堡-布莱士高（Freiburg Breisgau）的F. L. Fischer（菲舍尔）器械公司重视苏黎世大学临床上的需求，推出一系列的器械适应新显微外科技术的需要。

F. L. Fischer公司的年轻雇员Michael Kunze在20世纪60年代后期每周往返于弗赖堡的工厂和苏黎世的Ugo Fisch教授手术室，帮助设计了许多沿用至今的显微外科器械。这些领域的发展也得益于弗赖堡与Horst Wullstein教授领导的维尔兹堡大学耳鼻喉科保持了良好的合作关系。

F. L. Fischer工厂的特种器械制造者们为生产这些新式器械不得不在放大镜下、长时间的艰苦工作，就像外科医生在显微镜下做手术一样。对于这些制造者而言，特殊的挑战是制作出尖端极细的显微器械。为避免光线反射造成的不利影响，所有器械都被做成黑色或暗色。所有器械的原材料精挑细选，编排成套，特别是既要止血又不损伤组织的双极电凝。

1992年，F. L. Fischer公司和奥斯瓦德-来丁格股份有限公司（Oswald Leibinger Gmbh）于弗赖堡合并。新Leibinger公司继续为Ugo Fisch提供诸多中耳及颅底器械。得益于O. Leibinger Gmbh公司对于钛金属作为植入材料的特殊经验，他们为Fisch提供了钛制中耳假体（听小骨），并于1996年推向市场供临床使用。

1998年，致力于颅面外科的史赛克（Stryker）集团收购了Leibinger公司。此后，苏黎世大学医院耳鼻喉科与Karl Storz公司建立了亲密的合作关系。Karl Storz公司位于德国图特林根（Tuttlingen），在显微手术器械研究和生产方面具有丰富的经验。Karl Storz公司为Ugo Fisch发展新的显微外科技术提供了巨大的支持，而且通过Fisch国际显微外科基金会为瑞士苏黎世、巴西、中国等地每年的解剖学习班提供了慷慨的捐助。《苏黎世颞骨解剖指南》（*Zurich Guidelines for Temporal Bone Dissection*）一书出版并被译为多种语言，也是与Karl Storz公司合作的结果。

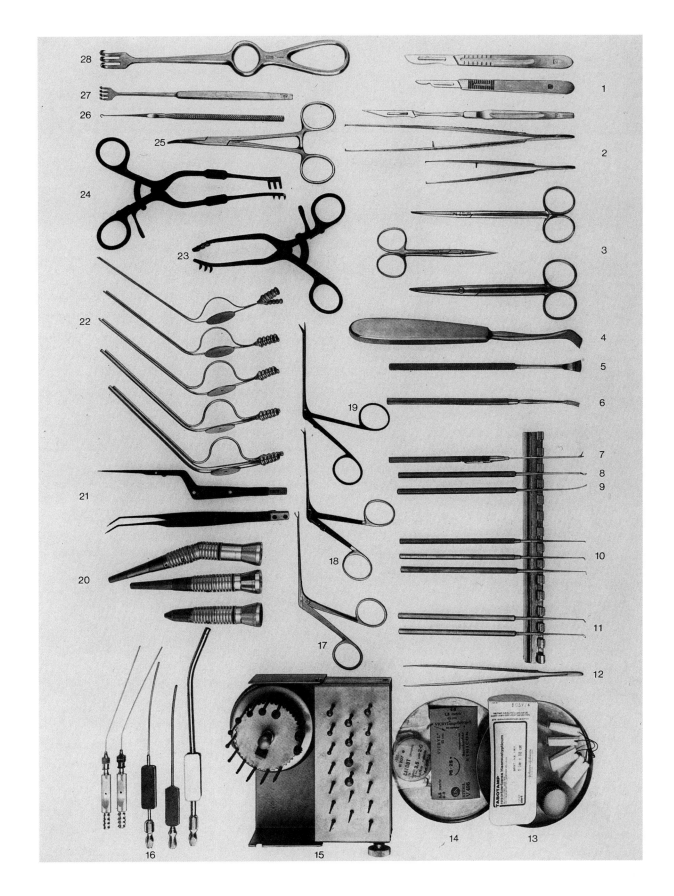

岩骨次全切除术器械组合（1988年）
这当中的绝大部分器械、吸引/冲洗器、
牵开器、显微刮匙、显微钩针等都是F. L.
Fischer公司和O. Leibinger公司于1983年
为显微外科操作特别设计的

结语

这本书希望告诉读者，个人兴趣、操作技能、科技发展和商业赞助等对于手术创新是多么的重要。

如果没有合适的手术显微镜、工厂的鼎力合作、苏黎世卫生部门和人民群众的大力支持，20世纪60~70年代苏黎世大学征服奇妙的颅底外科是不可能的。

最初开展内听道手术的动力源于参观美国洛杉矶的耳科医生William House与神经外科医生Ted Kurze合作手术。House尝试通过磨除颞骨、暴露并切除听神经瘤，而不是像传统神经外科入路那样需要移位大脑。令人惊讶的是，颅底外科的进一步发展出现在欧洲，因为旧大陆的耳科医生没有太严格的专业限制，他们可以作颞骨内手术，也可以很容易扩展到颞骨之外。最后需要强调的是，如果没有不同学科（尤其是耳科和神经外科）间的亲密合作，现代颅底外科是不可能发展起来的。

创新就像蒸汽，需要长时间的积聚，在多种条件同时具备时才能在某一点上爆发。这些条件包括：人类的兴趣、操作技能、技术和经济上的支持等。苏黎世能成为世界颅底外科中心是因为这里幸运地具备了人员和物质条件，不同学科（耳科学、神经外科学和神经放射学）的梦想家可以联合起来、共同奋斗。更进一步，那时的中欧密布着具有丰富经验的工业企业，并且愿意支持医学的发展。

Leica M720 OH5

M720 OH5是Leica-Heerbrugg旗下最新款的手术显微镜。它优雅的外观以及精良的性能可以作为中耳及颅底显微外科过去50年发展的一个象征

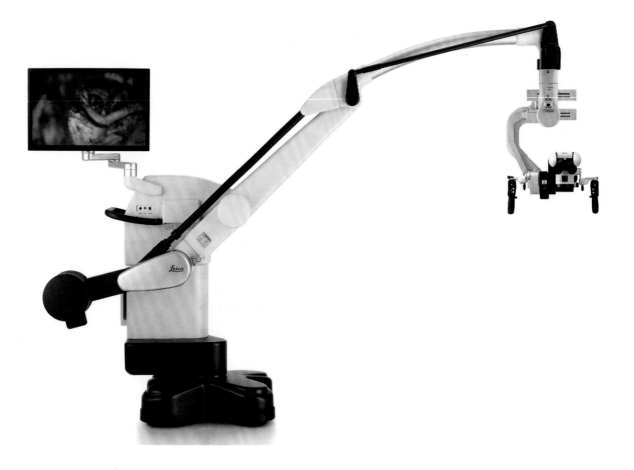

参考文献

50 Jahre Wild Heerbrugg, 1921–1971. Festschrift; Mikroskopie. Heerbrugg 1971.

Albucasis. Spink M S, Lewis G L. *Albucasis on surgery and instruments.* London: Wellcome Institute, 1973: 190–199.

Bänninger H. *50 Jahre Werkzeugmaschinenfabrik Oerlikon.* Zürich 1957.

Bárány R. *Die Radikaloperation des Ohres ohne Gehörgangsplastik bei chronischer Mittelohreiterung, die Aufmeisselung und Nachbehandlung bei akuter Mastoiditis, nebst einer Darstellung der Entwicklung der Schädeloperationen bei akuter und chronischer Mittelohreiterung.* Leipzig: Deuticke, 1923.

Barr T. Manual of the diseases of the ear. Including those of the nose and throat in relation to the ear. 2nd ed. Glasgow: Maclehose, 1896.

Baudach R: *Anton Friedrich Freiherr von Tröltsch, Begründer der modernen Ohrenheilkunde auf dem europäischen Festland.* Diss. med. Würzburger medizinhistorische Forschungen 67. Würzburg 1999.

Bendet E, Cerenko D, Linder T E, Fisch U. Cochlear implantation after subtotal petrosectomies. *Eur. Arch. Otorhinolaryng.* 255 (1998): 169–174.

Berendes J R, Link R, Zöllner F (Hg). *Hals-Nasen-Ohren-Heilkunde in Praxis und Klinik,* Bd. 5: Ohr I. Stuttgart-New York: Thieme, 1979.

Bezold F. Erkrankungen des Warzentheiles. *Arch. Ohrenheilk.* 13 (1877): 26–68.

Blumenfeld F. Zur Erinnerung an Friedrich Hofmann. *Z. Laryng. Rhin. u. Grenzgeb.* 4 (1912): 237–242.

Bourgery J B M. *Traité complet de l'anatomie de l'homme comprenant la médecine opératoire.* Vol. 7: Médecine opératoire. Iconographies d'anatomie chirurgicale et de médecine opératoire. 2ième division. Paris: C.-A. Delaunay, 1840.

Bracegirdle B. *The microscopical tradition.* In: Bynum W E, Porter R (eds.), Companion Encyclopedia of the History of Medicine. Vol. 1. London-New York: Routledge, 1984: 102–119.

Brunton J. A new otoscope or speculum auris. *The Lancet* 2 (1865): 617–618.

Buchanan T. *Illustrations of acoustic surgery.* London: Longman & Co., 1825.

Bührle E G. Gründung und Entwicklung der Contraves AG (Flugzeugabwehrgeräte). *Schweizerische Handelszeitung* 94 Nr. 26 (1956): 19.

Cawthorne T. The surgery of otosclerosis. *J. Laryng.* 65 (1951): 53–69.

Celsus. Spencer W G. *Celsus. On medicine.* 3 vols. Cambridge: Loeb Classical Library, 1971–1994 , vol. 2: 241–243.

Chauliac, G de. *Chirurgia.* Venedig: Locatello, 1498.

Cleland A. Instruments proposed to remedy some kinds of deafness proceeding from obstructios in the external and internal auditory passages. *Phil. Trans.* 41 (1744): 848–851.

Contraves – ein Unternehmen des Oerlikon-Bührle-Konzerns. IFA Institut für Automatisation. Zürich 1981.

Cooper A P. Further observations on the effects which takes place from the destruction of the membrana tympani of the ear; with an account of an operation for the removal of a particular species of deafness. *Phil. Trans.* 91 (1801): 435–450.

Die technischen Hülfs-Mittel zur Otologie, Rhinologie, Laryngologie, Tracheotomie [...] der Firma F. L. Fischer. Freiburg i. Br. 1900.

Dillier N, Spillmann T, Fisch U. *Klinische Evaluation einer implantierbaren Cochleaprothese, basierend auf der elektrischen Stimulation des Hörnervs.* Audio-Symposium Zürich, 1978: 95–114.

Dohlman G. Carl Olof Nylén and the birth of otomicroscope and microsurgery. *Acta oto-laryng. (Stockh.)* 90 (1969): 813–817.

Donaghy R M P, Yasargil M G (eds.). *Micro-Vascular Surgery.* Stuttgart: Thieme, 1967.

Feldmann H. *Bilder aus der Geschichte der Hals-Nasen-Ohren-Heilkunde.* Heidelberg: Median, 2003.

Fisch U. *Transtemporal extralabyrinthine operations on the internal auditory canal, the eigth and seventh cranial nerves.* Yaşargil M G (ed.). Microsurgery applied to Neurosurgery. Stuttgart-New York: Thieme, 1969: 195–210.

Fisch U. *Facial Nerve Surgery.* Proc. Third International Symposium on Facial Nerve Surgery, 9–12 August 1976. Amstelveen: Kugler, Birmingham/USA: Aesculapius, 1977.

Fisch U. *Infratemporal fossa approach for extensive tumors of the temporal bone and base of the skull.* Silverstein H, Norell H. Neurological Surgery of the ear. Birmingham: Aesculapius, 1977: 34–53.

Fisch U. Infratemporal fossa approach to tumors of the temporal bone and base of the skull. *J. Laryngol. Otol.* 92 (1978): 949–967.

Fisch U, Spillmann T, Dillier N. Neue Ergebnisse der operativen Behandlung der Gehörlosigkeit. *Sonderpädagogik* 9 (1979): 18–21.

Fisch U. *Tympanoplasty, Mastoidectomy and Stapes Surgery.* Stuttgart-New York: Thieme, 1980 (translated in Spanish, German, Italian, Japanese, Turkish, Persian).

Fisch U, Valavanis A, Yaşargil M G. *Neurological Surgery of the Ear and the Skull Base.* Berkley-Milano: Kugler & Ghedini, 1988.

Fisch U, Mattox D. *Microsurgery of the Skull Base.* Stuttgart-New York: Thieme, 1988 (translated in Spanish and Chinese).

Fisch U, May J. *Tympanoplasty, Mastoidectomy and Stapes Surgery.* Stuttgart-New York: Thieme, 1994.

Fisch U, Cremers C W R J, Lenarz T et al. Clinical experience with the vibrant soundbridge implant device. *Otol Neurotol.* 22 (6) (2001): 962–972.

Fisch U, Linder T. *Temporal Bone Dissection* (The Zurich Guidelines with 89 colored illustrations by Katja Dalkowski M.D. Tuttlingen: Endo-Press, 2005 (translated in Spanish, German, Italian, Greek, Polish, Chinese, Turkish, Portuguese and Russian).

Fisch U, May J, Linder T. *Tympanoplasty, Mastoidectomy and Stapes Surgery* 2nd ed. Stuttgart-New York: Thieme, 2008 (translated in Spanish, Italian, Polish, Chinese).

Fittkau F. *Die Bewertung der Hammer-Amboss-Extraktion und ihrer Leistungen bei der Behandlung chronischer Mittelohrvereiterungen in der Geschichte der Otologie.* Königsberg: Kümmel, 1920.

Garcia-Ballester L, Olagüe G, Ciges M. *Classics in modern otology.* Granada: University Press, 1978.

Gruber J. *Lehrbuch der Ohrenheilkunde. Mit besonderer Rücksicht auf Anatomie und Physiologie.* Wien: C. Gerold's Sohn, 1870.

Guerrier Y, Mounier-Kuhn P. *Histoire des maladies de l'oreille, du nez et de la gorge.* Paris: Dacosta, 1980.

Guthrie D. The history of otology. *J. Laryngol. Otol.* 55 (1940): 473–494.

Hawkins J E, Schacht J. *Sketches of Otohistory.* Basel: Karger, 2008.

Heller D. *Zwischen Unternehmertum, Politik und Überleben. Emil G. Bührle und die Werkzeugmaschinenfabrik Oerlikon, Bührle & Co. 1924 bis 1945.* Frauenfeld: Huber, 2002.

Hermann A. *«Nur der Name war geblieben» – Die abenteuerliche Geschichte der Firma Carl Zeiss.* 3. Aufl. Stuttgart: Deutsche Verlags-Anstalt, 1991.

Hermann A. *Carl Zeiss – Die abenteuerliche Geschichte einer deutschen Firma.* München: Piper, 1992.

Hildanus F W. *Observationum & curationum chirurgicarum centuriae [...].* Basel: Regis, 1606.

Hildanus F W. *Opera observationum et curationum medico-chirurgicarum quae extant omnia [...].* Frankfurt am Main: Beyer, 1646.

Hinton J. *The question of aural surgery.* London: H. S. King, 1874.

Hofmann F. Beitrag zur Untersuchung des äusseren Gehörganges. *Caspers Wschr. f. d. ges. Heilkd.* 4 (1841): 10–14.

Holmgren G. Some experiences in the surgery of otosclerosis. *Acta oto-laryng.* (Stockh.) 5 (1923): 460–466.

House W F. Surgical exposure of the internal auditory canal and its contents through the middle cranial fossa. *Laryngoscope* 71 (1961): 1363–1385.

House W F. Middle cranial fossa approach to the petrous pyramid. *Arch. Otolaryng.* 87 (1963): 460–469.

House W F. Surgery of the petrous portion of the VII nerve. *Ann. Otol.* 72 (1963): 802–808.

House W F. Transtemporal bone microsurgical removal of acoustic neuromas report of cases. *Arch. Otolaryng.* 80 (1964): 617–667.

House W F. Direct electrical stimulation of the VIII nerve in sensory deafened patients. X World Congr. O.R.L. Venedig 1973.

House W F, Hitselberger E. The transcochlear approach to the skull base. *Arch. Otolaryng.* 102 (1976): 334–342.

Itard J M G. *Traité des maladies de l'oreille et de l'audition.* 2 vols. Paris: Méquignon Marvis, 1821.

Jacobson J H. *Microsurgery.* Baltimore-London: Williams & Wilkins, 1979.

Koelbing H M. *Otorhinolaryngologie (Ohren-, Nasen- und Halskrankheiten).* Die Universität Zürich 1933–1983. Zürich: NZZ Verlag, 1983: 411–413.

Kramer W. *Erfahrungen über die Erkenntniß und Heilung der langwierigen Schwerhörigkeit.* Berlin: Nicolai, 1833.

Kramer W. *Die Erkenntniß und Heilung der Ohrkrankheiten.* 2. verb. u. verm. Aufl. Berlin: Nicolai, 1836.

Kramer W. *Die Erkenntniß und Heilung der Ohrkrankheiten.* 2., gänzlich umgearb. und sehr vermehrte Aufl. Berlin: Nicolai, 1849.

Kurze Th. *Microtechniques in neurological surgery.* Clinical Neurosurgery, vol. 11. Baltimore: Williams & Wilkins, 1964: 129–137.

Kurze Th. Microscop fix on fine nerves. *Med. World News* 42 (1965): 50–51.

Lang W H, Muchel F. *Zeiss Microscopes for Microsurgery.* Berlin-Heidelberg-New York: Springer, 1981.

Lempert J. Endaural, antiauricular surgical approach to temporal bone; principles involved in this new approach. *Arch. Otolaryng.* 27 (1938): 555–587.

Lempert J. Improvement of hearing in cases of otosclerosis. A new, one-stage-surgical technique. *Arch. Otolaryng.* 28 (1938): 42–97.

Lempert J. An aural fenestration of horizontal semicircular canal for otosclerosis. *Laryngoscope* 51 (1941): 330–362.

Lempert J. Lempert fenestra nov-ovalis. *Arch. Otolaryng.* 34 (1941): 880–912.

Lesky E. *Die Wiener Medizinische Schule im 19. Jahrhundert.* 2. Aufl. Graz-Köln: Böhlau, 1978: 421–435.

Leute R, Fricker E. *Dr. h.c. Karl Storz, ein grosser Förderer der Endoskopie.* Tuttlinger Heimatblätter N. F. 56. Tuttlingen: Stadtverwaltung, 1993.

Lincke, C G. *Handbuch der theoretischen und praktischen Ohrenheilkunde.* 2 Bde. Leipzig: J. C. Hinrichsen, 1837–1845.

Lincke, C G. *Handbuch der theoretischen und praktischen Ohrenheilkunde.* Bd. 3. Bearb. von P H Wolff. Leipzig: J. C. Hinrichsen, 1845.

Littmann H. *Die schnelle Entwicklung der Medizin erfordert völlig neue Geräte.* Zeiss-Werk-Zeitschrift, 1953.

Littmann H. Ein neues Operationsmikroskop. *Klin. Mbl. Augenheilk.* 174 (1954): 473.

MacEwen W. *Pyogenic infective disease of the brain and spinal cord: meningitis, abscess of brain, infective sinus thrombosis.* Glasgow: Maclehose & sons, 1893.

Malis L I. *Bipolar coagulation in microsurgery.* Donaghy R M P, Yaşargil M G (eds.). Microvascular Surgery. Stuttgart: Thieme, 1967.

Miehlke A. *Surgery of the Facial Nerve.* München-Berlin-Wien: Urban & Schwarzenberg, 1973.

Miehlke A. Zur Geschichte der Mikrochirurgie des Ohres oder Persönlichkeiten, Originale, Künstler; gegenseitiges Lernen und respektvolle Freundschaft. *HNO-Informationen* 2 (1992): 23–36.

Miehlke A. *Geschichte der Mikrochirurgie. Die historische Entwicklung in den verschiedenen operativen Disziplinen*. Wien-München-Baltimore: Urban & Schwarzenberg, 1996.

Mudry A. History of otology through the development of scientific and medical thought. *Acta Otorhinolaryngol. Belg.* 52 (1998): 257–270.

Mudry A. Connaissances otologiques au temps d'Hippocrate (Ve-IVe siècle avant J.-C.). *JF ORL* 48.1 (1999): 7–12.

Mudry A. Contribution of Ambroise Paré (1510–1590) to otology. *Am. J. Otol.* 20.6 (1999): 809–813.

Mudry A, Dodelé L. History of the technological development of air-conduction hearing aids. *J. Laryngol. Otol.* 114 (2000): 418–423.

Mudry A. The role of Adam Politzer (1835–1920) in the history of otology. *Am. J. Otol.* 21 (2000): 753–763.

Mudry A. Guichard Joseph Duverney (1648–1730), premier otologiste français au XVIIe siècle. *Ann. Otolaryngol. Chir. Cervicofac.* 117.4 (2000): 203–209.

Mudry A. The history of the microscope for use in ear surgery. *Am. J. Otol.* 21 (2000): 877–886.

Mudry A. Naissance de l'otologie illustrée par des textes de l'époque. *Ann. Otolaryngol. Chir. Cervicofac.* 118 (2001): 339–343.

Mudry A. History of the imagery of tympanic membrane pathology: from first drawings to rod lens endoscopic photography. *J. Laryngol. Otol.* 116 (2002): 326–332.

Mudry A. Adam Politzer (1835–1920) and the description of otosclerosis. *Otol. Neurotol.* 27 (2006): 276–281.

Mudry A. Otology in medical papyri in Ancient Egypt. *Med. J. Otol.* 3 (2006): 133–142.

Mudry A, Pirsig W. Otology and paleopathology in Ancient Egyp. *Med. J. Otol.* 3 (2007): 22–30.

Mudry A. Robert Froriep (1804–1861) and his 7 otological copperplate engravings: survey of otology at the beginning of the 19th century. *Otol. Neurotol.* 28 (2007): 1145–1152.

Mudry A. History of myringoplasty and tympanoplasty type I. *Otolaryngol. Head Neck Surg.* 139.5 (2008): 613–614.

Mudry A, Pirsig W. Auricular hematoma and cauliflower deformation of the ear: from art to medicine. *Otol. Neurotol.* 30.1 (2009): 116–120.

Mudry A. History of instruments used for mastoidectomy. *J. Laryngol. Otol.* 123.6 (2009): 583–589.

Mudry A. *Adam Politzer. A life for otology.* Asuncion: Wayenborgh 2010.

Nager F A. *Die otorhinolaryngologische Klinik und Poliklinik – ihre Entstehung und Entwicklung.* Zürcher Spitalgeschichte, Bd. 2. Hg. vom Regierungsrat des Kantons Zürich. Zürich: Berichthaus, 1951: 365–376.

Nylén C O. An Oto-Microscope. *Acta Otolaryng.* (Stockh.) 5 (1924): 414.

Nylén C O. The microscope in aural surgery, its first use and later development. *Acta Otolaryng.* (Stockh.) (Suppl.) 116 (1954): 226–240.

Nylén C O. The Otomicroscope and microsurgery. *Acta Otolaryng.* (Stockh.) 73 (1972): 453–454.

Oerlikon-Taschenbuch. Werkzeugmaschinenfabrik Oerlikon-Bührle AG, 2. überarb. Aufl. Zürich: Werkzeugmaschinenfabrik Oerlikon-Bührle AG, 1981.

Oppenheimer S. *The surgical treatment of chronic suppuration of the middle ear and mastoid [...].* London: Rebman, 1906.

Pappas D. *Otology's great moments.* Birmingham: Author, 2000.

Paré, A. *Wund-Artzney, oder Artzney spiegell [...].* Frankfurt am Main: Jacob Fischer, 1635.

Petit J L. *Traité des maladies chirurgicales et des opérations qui leur conviennent.* Vol. 1. Paris: P. F. Didot le jeune, 1774.

Peyser A. *Vom Labyrinth aus gesehen... Plaudereien über unser Ohr als Kulturgut.* Mit einem Vorwort von G Holmgren. Zürich: Oprecht, 1942.

Pialoux P, Soudant J. *Geschichte der Hals-, Nasen- und Ohrenheilkunde*. Illustrierte Geschichte der Medizin. Hg. von R Toellner. Bd. 5. Salzburg: Andreas & Andreas, 1986: 2641–2677.

Plester D, Hildmann H, Steinbach E. *Atlas der Ohrchirurgie*. Stuttgart: Kohlhammer, 1989.

Politzer A. Ueber ein neues Heilverfahren gegen Schwerhörigkeit in Folge von Unwegsamkeit der Eustachischen Ohrtrompete. *Wien. med. Wschr.* 13 (1863): 84–87, 102–104, 117–119, 148–152.

Politzer A. *Die Beleuchtungsbilder des Trommelfells im gesunden und kranken Zustande. Klinische Beiträge zur Erkenntnis und Behandlung der Ohren-Krankheiten*. Wien: W. Braumüller, 1865.

Politzer A. *Lehrbuch der Ohrenheilkunde für practische Ärzte und Studierende*. 2 Bde. Stuttgart: F. Enke, 1878–1882.

Politzer A. *Lehrbuch der Ohrenheilkunde für practische Ärzte und Studierende*. 3, gänzl. umgearb. Aufl. Stuttgart: F. Enke, 1893.

Politzer A. *Geschichte der Ohrenheilkunde*. 2 Bde. Stuttgart: F. Enke, 1907–1913.

Portmann M, Claverie G. L'interposition dans les surdits par l'otospongiose. *Rev. Laryngol.* 1958: 307–329.

Portmann G, Portmann M, Claverie G. *La chirurgie de la surdité: son état actuel, son avenir*. Paris: Arnette, 1959.

Portmann M (ed.). *Rhino-otological microsurgery of the skull base*. Edinburgh: Churchill Livingstone, 1995.

Rosen S. Fenestra ovalis for otosclerosis deafness; adjunct to stapes mobilization. *Arch. Otolaryng.* 64 (1956): 227–237.

Ruben R J. *Hear, hear! Six centuries of otology*. New York: Author, 2003.

Rüedi L. Zur Klinik und Therapie des Mittelohrcholesteatoms. *Schweiz. med. Wschr.* 64 (1934): 411–418.

Rüedi L. Mittelohrraumentwicklung und Mittelohrentzündung. *HNO Heilk.* 45 (1939): 175–213.

Rüedi L. Acquired cholesteatoma. *Arch. Otolaryng.* (1963): 252–261.

Rüedi L. Pathogenesis and surgical treatment of the middle ear cholesteatoma. *Acta Otolaryng.* (Stockh.) (Suppl.) 361 (1978): 1–45.

Samii M, Draf W. *Surgery of the Skull Base. An Interdisziplinary Approach*. Berlin-Heidelberg-New York-Tokyo: Springer, 1989.

Schade K H. *Lichtmikroskopie: Technologie und Anwendung*. 2 Aufl. Landsberg/Lech: Verlag Moderne Industrie, 2001.

Schmalz E. *Erfahrungen über die Krankheiten des Gehöres und ihre Heilung*. Leipzig: Teubner, 1846.

Schmalz E. *Beiträge zur Gehör- und Sprach-Heilkunde*. Leipzig: Hinrichs, 1846.

Schmelzle J F W. *Die Entwicklung der Mikrochirurgie im HNO-Bereich*, Diss. med., Tübingen 1979.

Schuknecht H F. *Otosclerosis*. Boston: Little, Brown & Co., 1962.

Schuknecht H F. *Stapedectomy*. Boston: Little, Brown & Co., 1971.

Schwartze H, Eysell A. Ueber die künstliche Eröffnung des Warzenfortsatzes. *Arch. Ohrenheilk*. n. F. 1 (1873): 157–187.

Schwartze H (Hg.). *Handbuch der Ohrenheilkunde*. Leipzig: Vogel, 1893.

Scopec M, Majer E H. *Geschichte der Oto-Rhino-Laryngologie in Österreich. Eine Text-Bild-Dokumentation*. Wien: Brandstätter, 1998.

Shambaugh G E. The surgical treatment of deafness. *Illinois med. J.* 81 (1942): 104–108.

Shambaugh G E. *Surgery of the Ear*, 2nd ed.. Philadelphia-London: Saunders, 1967.

Shea J J. jr. Fenestration of the oval window. *Ann. Otol.* 67 (1958): 932–951.

Shea J J. jr., Homsy C A. The use of poroplast TM in otology surgery. *Laryngoscope* 84 (1974): 1835–1845.

Sourdille M. New technique in the surgical treatment of severe and progressive deafness from otosclerosis. *Bull. N. Y. Acad. Med.* 13 (1937): 673–691.

Sourdille, M. *Traitement chirurgical de l'otospongiose.* Paris: Masson, 1948.

Stevenson R S, Guthrie D. *A history of oto-laryngology.* Edinburgh: E. & S. Livingstone, 1949.

Toynbee, J. Die Krankheiten des Gehörorgans: ihre Natur, Diagnose und Behandlung. Übers. und mit Zus. vers. von S Moos. Würzburg: Richter, 1863.

Tröltsch A v. Die Untersuchung des Gehörgangs und Trommelfells. Ihre Bedeutung. Kritik der bisherigen Untersuchungsmethoden und Angabe einer neuen. *Dtsch. Klinik* 12 (1860): 113–115, 121–123, 131–135, 143–146, 151–155.

Tröltsch A v. Ein Fall von Anbohrung des Warzenfortsatzes bei Otitis interna mit Bemerkungen über diese Operation. *Virchows Arch. path. Anat.* 21 (1861): 295–314.

Tröltsch A v. *Die Krankheiten des Ohres.* Würzburg: Stahel, 1862.

Tröltsch A v. *Gesammelte Beiträge zur pathologischen Anatomie des Ohres und zur Geschichte der Ohrenheilkunde.* Leipzig: Vogel, 1883.

Tullio P. Die Mikrochirurgie des Ohres unter Anwendung des binokularen stereoskopischen Mikroskops an Tieren und am Menschen. *Arch. Ohren-Nasen-Kehlkopfheilk.* 145 (1938): 382–390.

Valavanis A. Der Beitrag der Computer-Tomographie zur Diagnostik des Akustikusneurinomes, Diss. med. Zürich 1981.

Wahler R. *Der Westfälische Landarzt Friedrich Hofmann als Erfinder des Ohrspiegels.* Pattensen: Horst Wellm Verlag, 1981.

Wangensteen O H, Wangensteen S D. *The Rise of Surgery. From Empiric Craft to Scientific Discipline.* Folkestone: Dawson, 1978.

Weir N. *Otolaryngology. An illustrated history.* London: Butterworths, 1990.

Wilde W R W. *Practical observation on aural surgery and the nature and treatment of diseases of the ear.* London: J. Churchill, 1853.

Willemot J et al. Naissance et développement de l'otorhinolaryngologie dans l'histoire de la médecine. *Acta Otorhinolaryngol. Belg.* 35 (1981) Suppl II–IV:1–1624.

Willemot J et al. *De historia auris et de cultura.* Bruxelles: Laperre, 1994.

Wullstein H L. Funktionelle Operationen im Mittelohr mit Hilfe des freien Spaltlappen-Transplantates. *Arch. Ohr-Nasen-Kehlkopfheilk.* 161 (1952): 422–435.

Wullstein H L. Die Tympanoplastik als gehörverbessernde Operation bei Otitis media chronica und ihre Resultate. *V. Internat. Congress O.R.L.*, Amsterdam 1953.

Wullstein H L. Audiology of hearing improvement operations. *Acta oto-laryng.* 45 (1955): 440–454.

Wullstein H L. Die Tympanoplastik und ihre Resultate. *Arch. Ohr-Heilkd. u. Z. Hals-Nasen-Ohrheilkd.* 171 (1957): 84–90.

Wullstein H L. Dekompression des N. facialis nach Wullstein. *Arch. Ohr-Heilkd. u. Z. Hals-Nasen-Ohrheilkd.* 171 (1957): 138–139.

Wullstein H L. Die Methode der Dekompression der N. facialis vom Austritt aus dem Labyrinth bis zu dem Foramen stylomastoideum ohne Beeinträchtigung des Mittelohrs. *Z. Hals-Nasen-Ohrenheilk.* 172 (1958): 582–587.

Wullstein H L. *Operationen zur Verbesserung des Gehörs.* Stuttgart: Thieme, 1968.

Wullstein H L. *Tympanoplastik.* Stuttgart-New York: Thieme, 1986.

Yasargil M G (ed.). *Microsurgery applied to neurosurgery.* Stuttgart-New York: Thieme, 1969.

Zaufal E. Sinusthrombose in Folge von Otitis media [Trepanation des Proc. mastoid mit Hammer und Meissel]. *Prag. med. Wschr.* 9 (1884): 474–475.

Zöllner F. Principles of plastic surgery of sound conducting apparatus. *J. Laryng.* 69 (1955): 637–652.

Zöllner F. Hörverbessernde Operationen bei entzündlich bedingten Mittelohrveränderungen. Kongressreferat. *Arch. Ohr-Heilkd. u. Z. Hals-Nasen-Ohrheilkd.* 171 (1957): 1–161.

Zum 60jährigen Bestehen der Firma F. L. Fischer, Fabrik für chirurgische Instrumente und für Krankenhausbedarf Freiburg im Breisgau und Berlin. Freiburg: F. L. Fischer, 1926.

图书在版编目（CIP）数据

显微镜与耳科学：显微外科起源/（瑞士）菲什
（Fisch,U.）原著；夏寅译. —北京：人民卫生出版社，
2014

ISBN 978-7-117-19040-4

Ⅰ.①显… Ⅱ.①菲… ②夏… Ⅲ.①耳疾病—耳鼻
喉外科手术—显微外科学—研究 Ⅳ.①R764.9

中国版本图书馆CIP数据核字（2014）第109739号

人卫社官网	www.pmph.com	出版物查询，在线购书
人卫医学网	www.ipmph.com	医学考试辅导，医学数 据库服务，医学教育资 源，大众健康资讯

显微镜与耳科学

显微外科起源

主　　译：夏　寅

出版发行：人民卫生出版社（中继线010-59780011）

地　　址：北京市朝阳区潘家园南里19号

邮　　编：100021

E - mail：pmph @ pmph.com

购书热线：010-59787592　010-59787584　010-65264830

印　　刷：北京盛通印刷股份有限公司

经　　销：新华书店

开　　本：889×1194　1/16　印张：6

字　　数：161千字

版　　次：2014年7月第1版　　2014年7月第1版第1次印刷

标准书号：ISBN 978-7-117-19040-4/R·19041

定　　价：70.00元

打击盗版举报电话：010-59787491　E-mail：WQ @ pmph.com

（凡属印装质量问题请与本社市场营销中心联系退换）

52检